Dr. Günter Harnisch

Selbstheilung mit der Akupressurmatte

Geheimtipp für Rücken- und Stressgeplagte

Hinweis:
Dieses Buch dient zur Information und ersetzt keine ärztliche Behandlung. Autor und Verlag haben die darin enthaltenen Empfehlungen nach bestem Wissen und Gewissen erarbeitet und geprüft. Dennoch kann eine Garantie nicht übernommen werden. Eine Haftung des Autors und des Verlages ist ausgeschlossen.

4521 Schiedlberg/Austria, Waidern 42
E-Mail: verlag@bacopa.at, office@bacopa.at
www.bacopa.at

Printed in the European Union

ISBN: 978-3-902735-38-6
12. Auflage, 2024

Dr. Günter Harnisch

Selbstheilung mit der Akupressurmatte

Geheimtipp für Rücken- und Stressgeplagte

BACOPA VERLAG

Inhalt

Vorwort zur 2. Auflage

Das Buch hat seinen Weg zu den Leserinnen und Lesern gefunden. Immer mehr Menschen in den westlichen Ländern wenden sich natürlichen Heilmethoden zu, um dem Stress in ihrem Leben zu begegnen und etwas für ihre Gesundheit zu tun. Als hervorragend geeignete Selbsthilfemöglichkeit auf diesem Wege hat sich die Akupressurmatte erwiesen.

Zwei von drei Deutschen würden sich, wenn sie krank werden, am liebsten durch eine Kombination von Schulmedizin und Traditioneller Chinesischer Medizin (TCM) behandeln lassen. Zu diesem Ergebnis kommt eine neuere Umfrage des Instituts für Demoskopie in Allensbach. Die Zahl der Befürworter der Integrativen Medizin liegt bei Patienten, die mit TCM bereits Erfahrung haben, inzwischen bei 89 Prozent. Fernöstliche Naturheilmethoden – dazu zähle ich die aus ihnen entwickelte Anwendung der Akupressurmatte – bieten gute Chancen, durch Anregen von mehreren hundert Akupunkturpunkten die Lebensenergie Chi wieder zum Fließen zu bringen. So kann die Heilung aktiviert werden. Schmerzen lassen sich durch die verstärkte Bildung körpereigener morphinartiger Substanzen lindern. Die Durchblutung wird gefördert und schmerzleitende Nervenzellen werden ausgeschaltet.

Der dauerhafte Erfolg der Akupressurmatte lässt sich nur durch ihre ungewöhnliche Heilwirkung erklären. Als Modehit wäre sie längst in der Versenkung verschwunden. Der entscheidende Vorteil der Matte liegt darin, dass sie sich so hervorragend zur Selbstbehandlung eignet. Gerade die wichtigen Druckpunkte entlang der Meridiane im Rückenbereich kann man in der Selbstbehandlung ohne Hilfe der Matte anders kaum erreichen.

Als Autor wünsche ich allen Leserinnen und Lesern viel Freude im Umgang mit ihrer „Stachelmatte“ und vor allem guten Gesundheitserfolg!

Warendorf/Wangerooge, im Sommer 2015
Dr. Günter Harnisch

Einführung

Unter Rückenschmerzen leidet heute rund jeder Zweite irgendwann in seinem Leben. Mindestens 10 Prozent der Gesamtbevölkerung plagen sich bei uns mit Schlafstörungen, die oft bis zur Arbeitsunfähigkeit führen. Ganz zu schweigen von all den anderen, unendlich vielen zivilisationsbedingten Unpässlichkeiten und Gesundheitsstörungen, mit denen sich die meisten Menschen herumschlagen, ohne dass ihnen die Ärzte so recht helfen können. Solche Krankheiten verursachen hohe Arbeitsausfälle. Hinter ihnen verbirgt sich viel menschliches Leid. Zusätzlich entwickeln sie sich immer stärker zum volkswirtschaftlichen Problem für unsere Gesellschaft.

Vor allem Menschen, die in Büros arbeiten oder täglich viele Stunden vor dem Computer sitzen, klagen immer häufiger über Rückenbeschwerden, Kopfschmerzen, Schlafstörungen und andere körperliche Beschwerden. Viele rücken diesen Problemen gleich mit der chemischen Keule auf den Hals. Doch neben verschiedenen Wellnessprodukten und Entspannungsübungen für zu Hause gibt es noch eine ganz andere Methode: die Akupressurmatte. Sie kann wahre Wunder bewirken. Wissenschaftliche Studien aus aller Welt bestätigen ihre heilende Kraft.

Solange eine grundlegende Änderung unserer gesundheitsfeindlichen Lebensweise nicht in Sicht ist, schafft diese Matte einen zumindest wirksamen Ausgleich für zivilisationsbedingte Gesundheitsschäden.

Allein in Schweden sind es inzwischen rund 600 000 Familien, in denen man die Akupressurmatte nutzt. Kein Zufall, dass ausgerechnet die Nordlichter sie so sehr schätzen, denn die Matte fördert, wie Experten herausgefunden haben, die Serotoninausschüttung im Gehirn. Genau daran fehlt es im lichtarmen Norden. Serotoninmangel hängt offenbar mit dem Nord-Süd-Gefälle beim Auftreten von Suizidneigung und Winterdepression zusammen: Je geringer die Sonneneinstrahlung, umso weniger Raum für jene Lebensfreude, die für die Südländer sprichwörtlich zu sein scheint. Den Menschen im Norden dagegen fehlt sie eher.

Mittlerweile ist der Akupressurmatten-Trend, den die New York

Times bereits 2009[1] erkannte, auch in zahlreichen anderen europäischen Ländern und in den USA angekommen.

In Schweden hat inzwischen jeder Sechste eine Matte! Mehr als 2 Millionen Exemplare wurden seit 2007 allein in Skandinavien verkauft. Die Akupunkturmatte ist derzeit das skandinavische Lifestyle-Produkt schlechthin: Bereits 16 Prozent aller Schweden nutzen sie aktiv.

Die Gesundheitsmatte ist einfach ein Hit. Und sie scheint alles andere als ein kurzlebiger Modegag zu sein. Die Matte hat das Zeug dazu, ganz groß zu werden, nicht allein, weil sie die Menschen heilt, sondern vor allem, weil sie ihnen hilft, aus eigener Kraft gesund zu werden.

Viele Anwender freuen sich schon den ganzen Tag über auf den Feierabend mit ihrer Matte und können es kaum erwarten, bis der Abend kommt. Die Matte trägt Suchtpotential in sich. Doch das ist eine gutartige Sucht, die nicht in Elend und Abhängigkeit führt, sondern zu mehr Gesundheit und Glücksfähigkeit.

Der Weg der Akupressurmatte, sich rund um die Welt auszubreiten, führt vor allem über Fitnesscenter, Yogazirkel und alternative Gesundheitseinrichtungen. Doch das erklärt ihren Erfolg längst nicht vollständig. Fest steht: Viel geschieht durch Von-Mund-Zu-Mund-Empfehlungen. Wer die Matte kennt und schätzt – rund 96,5 Prozent sind offenbar zufriedene Anwender –, der empfiehlt sie in seinem Freundes- und Bekanntenkreis weiter.

Hier sind vorab ein paar Stimmen von vielen, vielen Anwendern, die offensichtlich überzeugt sind, dass die Matte ihr Leben von Grund auf zum Positiven verändert und es vom Kopf erst auf die Füße gestellt hat.

So erklärt beispielsweise die Stockholmerin Caroline Frisk: «Die Shaktimatte ist das Beste, was mir geschehen ist.» Gitte Martinsson, ebenfalls Schwedin, ergänzt: «Man kann sagen, dass ich ein Leben vor und ein Leben nach der Shaktimatte hatte.» Für Werner Seibt, Handwerker aus Berlin mit jahrelangen massiven Rückenproblemen, ist die Matte «die beste Erfindung seit der Erfindung des Rades.»[2]

Wenn eine Nadelmatte im Wert von rund 50 € mit ihren Spikes auf einfache Weise wirksame Gesundheitshilfe bringen kann, dann lohnt sich ein Versuch mit ihr allemal. Denn er ist ohne Risiko.

Forschungsergebnisse über erfolgreiche Behandlungen bei allen möglichen Krankheiten, angefangen bei Rückenschmerzen bis hin zu Panikattacken, liegen inzwischen reichlich vor. Teilweise handelt es sich um Doppelblindstudien nach allen Standards, wie sie für die westliche Schulmedizin gelten.

Natürlich sind weitere Forschungen wünschenswert und notwendig. Die «Karl und Veronica Carstens-Stiftung» und andere Institutionen der Ganzheitsmedizin unterstützen solche Projekte nach Kräften. Doch es wird noch viel Zeit vergehen, bis sämtliche Anwendungsmöglichkeiten der Akupressurmatte vollständig erforscht sind. So lange können die Kranken nicht warten. Sie brauchen *jetzt* Hilfe. Und diese Hilfe ist möglich, ohne Risiken und ohne nennenswerte Kosten für die Betroffenen. Nicht einmal ein Therapeut ist für die Behandlung mit der Matte erforderlich. Die Patienten helfen sich selbst, indem sie die eigene Fähigkeit ihres Organismus, sich selbst zu heilen, wiederentdecken und nutzen – ein Weg, der sich allemal lohnt. Zugleich enthält er einen wirksamen Beitrag, um unser chronisch krankes Gesundheitssystem zu kurieren, das wirtschaftlich längst außer Kontrolle geraten ist.

Dieses Buch ist als Hilfe zur Selbsthilfe gedacht. Auf keinem Fall will es den Arztbesuch ersetzen, sondern es ist eher als begleitend unterstützende Maßnahme zu verstehen. Als solche hat sich der Einsatz der Nadelmatte bereits in zahllosen Fällen rund um die Welt bewährt.

Wie ich selbst zu der Matte gekommen bin? Oder sie zu mir? Wie auch immer – es geschah überraschend, plötzlich. Eine gute Freundin unserer Familie, die sich sehr für alternative Gesundheit einsetzt, rief mich an und erzählte mir von der überzeugenden Wirkung einer «Stachelmatte», die ich unbedingt ausprobieren müsse. Ein paar Tage später kam ein Päckchen mit einer solchen Matte. Ich probierte sie aus und war sofort begeistert: Keine Rückenschmerzen mehr, die mich seit einem Bandscheibenvorfall vor 20 Jahren immer wieder plagten und jeder ärztlichen Kunst widerstanden. Statt dessen gewann ich so ungeheuer viel an Kraft und Klarheit, an geistiger und körperliche Frische, wie ich seit langem nicht mehr gespürt habe.

In unserem *Arbeitskreis: gesund leben*, der sich seit Jahren (ehrenamtlich und unabhängig) damit befasst, neue bzw. alte Volksheilmethoden aus vielen Länder zu erforschen und zu erproben, fand die «Stachelmatte» großen Anklang. Inzwischen liegen uns zahlreiche Heilungsbeispiele über ihre erfolgreiche Anwendung vor. Sie sollen in diesem Buch einer interessierten Öffentlichkeit vorgestellt werden.

Mir bleibt zu wünschen, dass dieses Buch seinen Weg zu all den Menschen findet, die für eine ungewöhnliche, genial einfache, doch zugleich äußerst wirksame Heilungsmethode offen sind und sie eigenverantwortlich als Hilfe zur Selbsthilfe nutzen wollen.

Warendorf/Wangerooge, im Sommer 2013
Dr. Günter Harnisch

Erste Begegnungen

Ein Welterfolg, der im Park von Stockholm begann

Mitten im Hochsommer 2009 kamen dreitausend Menschen in einem Park in Stockholm zusammen. Alle trugen spezielle Matten bei sich, die sie auseinander rollten und, in Form von Sonnenstrahlen angeordnet, aneinander legten. Die meisten sangen dazu Mantras. Andere wieder legten sich auf ihre Matten, meditierten oder dachten vielleicht einfach nur nach. Im Guinessbuch der Rekorde jedenfalls folgte als neuer Eintrag: «Die meisten singenden Menschen!»

Irgend ein Scherzkeks behauptete hinterher, gesungen hätten nur 2500 Menschen. 500 seien schlichtweg eingeschlafen, weil diese Matten so entspannend wirkten. Ein gigantischer Werbegag? Oder steckt doch mehr dahinter?

Der enorme Erfolg des Nagelbetts, der Shaktimatte (benannt nach der indischen Fruchtbarkeitsgöttin), brachte damals Schlagzeilen in den Massenmedien rund um die Welt. Allein in Schweden erreichten die Verkaufszahlen 300 000 im Jahr 2009. Die Shaktimatte erobert inzwischen die Welt im Sturm.

Inzwischen sind zahlreiche wissenschaftliche Studien über die heilenden Wirkungen der Nadelmatte in den USA, in Schweden, Russland und Deutschland veröffentlicht worden. Sie alle bestätigen erstaunliche Ergebnisse bei der Behandlung von Rücken- und Nackenschmerzen, Muskelverspannungen, Muskelsteifheit und Durchblutungsstörungen. Auch bei Stresserscheinungen, Kopfschmerzen, Schlafstörungen oder Erschöpfungszuständen liegen Berichte über eindrucksvolle Ergebnisse vor. Und noch längst sind nicht alle in Einzelfällen von Patientinnen und Patienten beschriebenen Wirkungen genauer ausgewertet und überprüft.

Einzelne Menschen irren sich manchmal. Selbst Millionen von Menschen können sich irren, wenngleich seltener. Doch weit wahrscheinlicher ist: Hier geht ein Riesenerfolg über Nacht rund um die Welt, einfach weil eine geniale Idee den Menschen Hilfe bringt, nach der sie bislang vergeblich gesucht haben.

Erfolg spricht sich herum, von Mund zu Mund, erst recht im Zeitalter der Massenmedien. Eine wirklich gute Idee bricht sich Bahn, wann immer die Zeit für sie reif ist. Nichts kann sie aufhalten. Sie geht einfach ihren Weg, weil die Menschen sie brauchen, weil sie die Faszination ihrer Wirkung spüren.

Oftmals sehen solche Ideen, im Nachhinein betrachtet, eher unkompliziert aus. Das wirklich Geniale ist manchmal ganz einfach. Man fragt sich, warum nicht längst jemand schon vorher darauf gekommen ist. Und manchmal flackern die wirklich genialen Gedanken zu ein und derselben Zeit an verschiedenen Orten der Welt gleichzeitig auf, so dass es schwer ist, ihren eigentlichen Ursprungsort zu erkennen.

Bekämpfer treten auf den Plan, die ewigen Neinsager, denen das Neue Angst einjagt, die lieber am Bewährten festhalten möchten. Dann kommen die Trittbrettfahrer, die mit auf den fahrenden Zug springen wollen. Doch sie alle können den Erfolg einer genialen Erfindung niemals auf Dauer aufhalten. Die neue Idee, wenn sie wirklich gut ist, setzt sich durch, wie einem Naturgesetz folgend, mit unerbittlicher Konsequenz.

Die Ursprünge der Nadelmatte

Die Nadelmatte (oder Akupressurmatte) geht auf das «Bett der Nägel» zurück, ein altes Hilfsmittel, das von Yogis oder Fakiren verwendet wird. Ihnen geht es keineswegs, wie im Westen oft angenommen wird, um eine publikumswirksame, zirkusähnliche Darstellung der eigenen Unempfindlichkeit gegen Schmerzen. Vielmehr dient ihnen die Matte als Meditationshilfe und um Blockaden physischer, emotionaler oder mentaler Art zu beheben. Im Gegensatz zu der aus Holz und Eisennägeln bestehenden traditionellen Variante des «Indischen Nagelbretts» ist die etwa rückengroße westliche Nagelmatte mit spitzen Noppen aus Hartplastik bestückt.

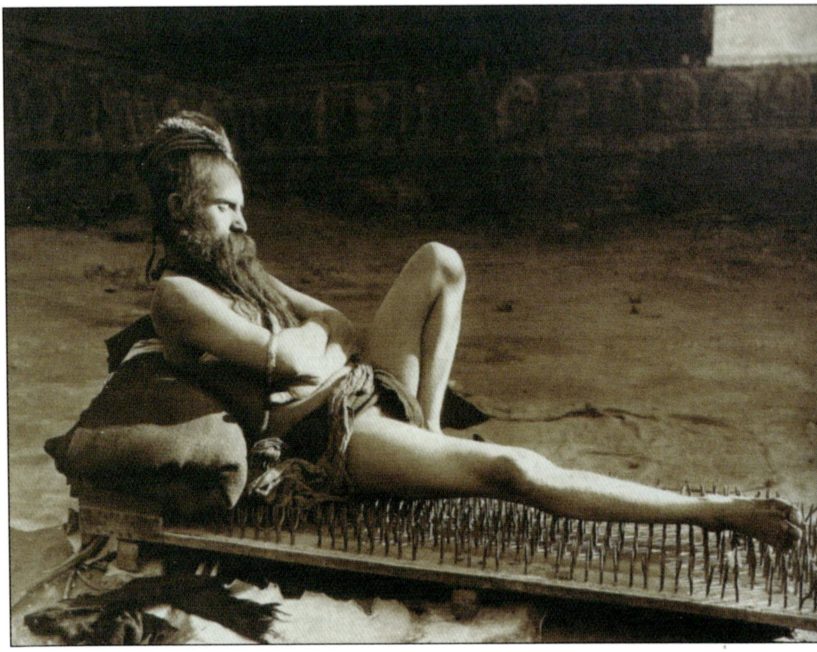

Die Europäer fühlen sich seit langem zur indischen Kultur hingezogen. Ihre Vorliebe für diese Kultur besteht ja nicht erst, seit die Briten Indien ihrem Imperium einverleibten, um sich schließlich am gewaltlosen Widerstand eines Inders namens Mahatma Gandhi beinahe zu verschlucken. Schon Dichter wie Hermann Hesse (1877-1962) mit seinem «Siddharta» verbreiteten indisches Denken im Westen. Bis in der zweiten Hälfte des 20. Jahrhunderts eine Völkerwanderung junger westlicher Menschen nach Indien einsetzte, die am Ende mit einem Schatz an östlichem Gedankengut in ihre Heimatländer zurückkehrten.

Yoga, die indische Medizin und viele weitere östliche Traditionen, kamen so zu uns nach Europa. Sie fanden hier zahlreiche Anhänger. Man erkannte, dass andere Völker über ein Wissen vom Leben und über spirituelle Techniken verfügen, die auch den Menschen im Westen gut tun.

Ein Schwede, der Mönch wird, und sich zum Erfinder der Nagelmatte ernennt

So mag es gekommen sein, dass ein Schwede die Akupressurmatte der Fakire in Indien neu erfand.

Dieser Schwede, Jonathan Hellbom, von Beruf Heiler und Massagetherapeut, reist nach Indien, auf der Suche nach sich selbst. Im Himalaja wird er zum Mönch und Yogi. Fortan nennt er sich Om Mokshanada. Der Gedanke, anderen Menschen bei der Bewältigung ihres Alltags zu helfen, lässt ihn nicht mehr los. In ihm entsteht die Idee, das alte Nagelbrett der indischen Meditation auch für Europäer nutzbar zu machen, damit sie sich selbst heilen können. Zurück in Schweden setzt er diese Idee in die Tat um. Die Shaktimatte ist geboren. Schnell findet sie ihren Weg: Ein Verkaufshit, trotz ihrer widerborstigen Igelstacheln.

Vor allem in Schweden verbreitet sich die Nagelmatte, die man dort «Spikmatta» nennt, ab etwa 2008 ungewöhnlich schnell. Die Matte ist Allgemeingut in schwedischen Haushalten und ebenso in den norwegischen.

Es gibt die Matten inzwischen von unterschiedlichen Herstellern, produziert in mehreren Varianten. Das schwedische Handelsforschungsinstitut ernannte sie zum «Weihnachtgeschenk des Jahres 2009».

Mittlerweile ist der Trend, über den die New York Times 2009 berichtete,[3] auch bei uns angekommen.

Selbst das Möbelhaus Ikea interessiert sich offenbar für die Matten als Ausdruck eines Lebensstils mit Touch zu gesunder Lebensführung, seit man dort die Kunden fragt: «Wohnst du noch oder lebst du schon?» Wie die New York Times berichtet, hat Max Hoffmann, 45, zwar seinen Job beim schwedischen Möbelhändler Ikea vor einiger Zeit aufgegeben, um Marketing Direktor für Shaktimatten zu werden. Doch auf die naheliegende Frage, ob Ikea die Matten denn vielleicht selbst verkaufen wolle, antwortet Dan Engman, 51, Exekutivchef bei Shakti: «Jetzt noch nicht. Aber die Leute dort denken darüber nach.»[4]

Nadelmatten werden für Akupressurbehandlung oder zur Meditation, im Wellness- bzw. Fitnessbereich, vor allem aber auf dem Naturheilsektor verwendet. Sie lindern Schmerzen und heilen Krankheiten, angefangen bei Rückenschmerzen und Schlafstörungen über Migräne bis hin zu chronischer Bronchitis, Asthma und Verdauungsstörungen.

Wie der Russe Kuznetsov seine Nagelmatte erfand

Die Vorfahren der Heilmatte stammen nicht allein aus Indien, sondern es gibt sie auch anderswo, nämlich in Russland.

Bereits vor rund 30 Jahren hatte der russische Erfinder Ivan Kuznetsov die erste Variante des modernen Nagelbettes in Moskau entwickelt. Sein «Iplikator», so hieß das Gerät, war derart erfolgreich, dass gleich fünf Moskauer Krankenhäuser klinische Tests damit durchführten. Insgesamt waren an den Studien 400 Patienten beteiligt, die rund 6.000 Behandlungen auf dem Nagelbett bekamen.

Kuznetsov war eigentlich Musiklehrer. Als er einmal ernsthaft erkrankte, unter chronischen Schmerzen und Muskelkrämpfen litt, seine Glieder wochenlang nicht bewegen konnte und seine Nieren nicht mehr richtig arbeiteten, konnten ihm die Ärzte nicht helfen. Kuznetsov schwor auf Akupunktur. Doch er fand in erreichbarer Nähe niemanden, der diese Methode erfolgreich anzuwenden verstand. In seiner Not beschloss er, sich selbst zu helfen. Aus einer Gummimatte und Reißzwecken baute er ein Nagelbett, das sich zur Selbstbehandlung eignete – und er wurde gesund. So verrückt seine Methode auf den ersten Blick zu sein schien, sie funktionierte.

1979 meldete Ivan Kuznetsov seinen Erfinderanspruch offiziell an. 1980 erhielt er seine Lizenz. Die Prawda berichtete darüber. Wissenschafter begannen sich für seine Erfindung zu interessieren. Moskauer Kliniken starteten Versuchsreihen mit bemerkenswerten Erfolgen an Hunderten von Patienten, vor allem bei Arthritis, Knochenbrüchen, Asthma, Schlaflosigeit, Bluthochdruck, chronischen Erkältungen, Grippe und vielen anderen Erkrankungen, auf die noch näher einzugehen sein wird.

Alle beteiligten Kliniken gaben positive Berichte über das Gerät ab, das bald schon in Serie produziert und durch Kuznetsovs inzwischen gegründete private Firma vertrieben wurde. Man konnte es selbst in

Moskauer Warenhäusern kaufen. Die Krankenberichte der Patienten, die das Gerät benutzten, füllten Bände. Eine Dokumentation wurde gefilmt und im russischen Fernsehen ausgestrahlt.

Die Russische Weltraum-Agentur des Gesundheitsministeriums ordnete an, dass das Kuznetsov-Gerät fortan als Bestandteil zur Grundausstattung der Astronauten gehörte.

Wie Moskauer Krankenhäuser ihre Patienten für Operationen fit machten

Dr. Tanya Zilberter, Ärztin für Neurologie in den USA, lebte damals mit ihrem Mann in Moskau. Er arbeitete dort an Moskauer Forschungseinrichtungen. Eines Abends kam er nach Hause und erzählte seiner Frau von einer eigenartigen Nadelmatte, mit der die Ärzte in den Moskauer Kliniken Patienten, deren Operationstermin wegen Erkältungskrankheiten, Husten oder Asthma verschoben werden musste, binnen zwei bis drei Tagen wieder fit bekämen, so dass die Operation stattfinden könne.[5]

Die russische Bezeichnung für die Nadelmatte, Iplikator, bedeutet übrigens, ins Deutsche übersetzt, soviel wie Igel. Wenn sich die mit dem Gerät befassten Ärzte über dessen Anwendung austauschen, sprechen sie vom «Auf dem Igel liegen» oder «sich auf den Igel legen.»

Anders als bei uns im Westen fällt die grundsätzlich größere Aufgeschlossenheit im russischen Medizinwesen gegenüber unkonventionellen Naturheilmethoden auf. Offenbar kennt man dort weniger dogmatische Schranken in der medizinischen Behandlungweise. So gab es beispielsweise schon vor Jahrzehnten in der damaligen Sowjetunion wissenschaftliche Untersuchungen über die Wirkung von Ginseng auf die Aufmerksamkeit und körperliche Leistungsfähigkeit von Spitzensportlern und Soldaten.[6] Zu jener Zeit hätte bei uns kein ernst zu nehmender Wissenschafter an solchen «naturnahen» Themen zu forschen gewagt – aus Sorge um sein akademisches Ansehen. Mag sein, dass man in Russland vorbehaltloser an naturheilkundlichen Themen forscht, weil dort eben nicht unbegrenzt Geldmittel für kostspielige High-Tec-Medizinforschung zur Verfügung stehen. Not macht erfinderisch.

Die Akupressurmatte: Ein ungewöhnlich wirksames Instrument zur Selbstheilung

Die Akupressurmatte ist ein ungewöhnliches Instrument, mit Hilfe moderner Technik Heilung auf natürlichem Weg herbeizuführen. Ihre besondere Bedeutung liegt darin, dass sie die Benutzer unabhängig von professionellen Therapeuten macht. Angesichts der ins Unabsehbare anwachsenden Gesundheitskosten gewinnt sie damit einen hohen Stellenwert an sozio-ökonomischer Bedeutung. Darauf weisen die Autoren einer neuen, 2012 veröffentlichten Studie der Universität Duisburg-Essen «Über den Nutzen einer mechanischen Nadel-Stimulationsmatte für Patienten mit chronischen Nacken- und Rückenschmerzen»[7] zu Recht hin. Sie betonen das häufige Auftreten solcher Beschwerden.

Chronische Schmerzen im Nacken oder Rücken sind weit verbreitet und daher klinisch relevant. Nackenschmerzen als lebenslanges Problem liegen bei 48-66% und Rückenschmerzen bei 51-84% vor. Von diesen Patienten leiden 9-18% unter ernsthaften chronischen Nackenschmerzen und 15-37% unter ernsthaften chronischen Rückenschmerzen.[8]

Beide Krankheiten haben deshalb eine hohe sozioökonomische Bedeutung. Ihre Zahl wächst weiter an. Nach Schätzungen übersteigen die jährlichen Kosten für Rückenschmerzen in den USA 100 Billionen US $ pro Jahr. Darin sind die direkten Behandlungskosten und die indirekten Kosten für Arbeitsausfälle enthalten.[9] In den Niederlanden schätzen Experten die gesamten Kosten für Nackenschmerzen 1996 auf 686 Millionen US $.[10]

Wie sieht eine Akupressurmatte aus?

Die Akupressurmatten, ganz gleich, von welchem der vielen Hersteller sie stammen, bestehen alle ausnahmslos aus einer Baumwollhülle, die mit einer Schaumstoffmatte gefüllt ist. Auf dieser Hülle sind unterschiedlich viele Plastikstacheln angebracht, meist in Rosettenform. Sie sind alle recht kurz und spitz. Ihre Anzahl variiert je nach Hersteller und Größe der

Matte. Je weniger Stacheln, um so stärker ist der entstehende Druck, wenn man sich mit dem Körper darauflegt. Je mehr Stacheln die Matte hat, um so geringer ist der Druck auf die Haut und um so sanfter die Wirkung. Sicher gestellt ist bei der Anwendung in jedem Falle, dass die Nadeln nicht in die Haut eindringen, sondern eben nur Druck auf die Haut ausüben.

Die meisten Hersteller bieten die Matten in verschiedenen Farben an, zum Beispiel in orange, grün, braun oder purpur. Es gibt sie in zwei verschiedenen Größen, M und L. Wer über 1,70 m groß ist, nimmt am besten Größe L (80×50 cm). Für alle anderen reicht auch Größe M (75×43 cm).

Einige Matten haben eine Tragetasche dabei, manche auch Schlaufen zum Aufhängen. Wieder andere sind auf der Rückseite mit Symbolen bedruckt, deren Anblick die meditative Versenkung unterstützen soll.

Meist gibt es zur Matte eine Anleitung, in der die Möglichkeiten der Benutzung, die Handhabung und die Wirkungen erklärt werden.

Die Shaktimatte zum Beispiel produziert man nach Angaben ihres Herstellers in einem sozial orientierten Projekt in Indien. Andere Fabrikate werden in Schweden, den USA, in Russland und inzwischen auch in China hergestellt. Sie sind übrigens auch in Bio-Baumwolle zu haben.

Die Stachelrosetten bestehen aus 42 Pyramidenspitzen, hergestellt aus ABS- Plastik, einem gesundheitlich unbedenklichen Material, wie man es auch zur Herstellung von Lego-Bausteinen verwendet.

Die Shaktimatte beispielsweise ist mit 230 Kunststoffscheiben mit je 27 Spitzen bestückt. Sie hat somit über 6.000 Stimulationspunkte. Sie gibt es auch in einer Light-Ausführung mit 8.000 Punkten und mit entsprechend milderer Wirkung. Die Shaktimatte Advance mit etwa 4.000 Punkten ist für diejenigen gedacht, die eine robustere Wirkungsweise bevorzugen.

Die verschiedenen Namen der Akupressurmatte

Spikmatta heißt die Matte in Schweden. Healing Mat oder Shanti Mat sind eher in den USA übliche und weit verbreitete Bezeichnungen. Nagelbrett, Nadelreizmatte, Glücksmatte, Bett der Nägel, Hathamatte, Pranamatte, Yantra- oder Shaktimatte (nach der indischen Fruchtbarkeitsgöttin) nennt man sie im deutschsprachigen Raum. Viele der

Namen weisen auf Einflüsse aus der indischen Kultur hin, aus der die ursprüngliche Nagelmatte der Fakire ja auch tatsächlich stammt.

In Russland heißt ein enger Verwandter der Matte (genauer gesagt ihr Ahne) Iplikator, wegen seiner Igel-Spike-Stacheligkeit. Eher auf die Behandlungsmethode bezogen, spricht man in den USA von der Reflexotherapie, eine Name, der sich bislang aber nicht weltweit durchsetzen konnte.

Bei uns in der EU sind Bezeichnungen von Produkten, die auf Heilanwendungen hindeuten, auf Grund der Gesetze an strenge Auflagen geknüpft. Deshalb vermeiden Hersteller und Händler der Matten jeden Hinweis auf eine heilende Wirkung. Sie wählen statt dessen neutrale Kennzeichnungen für ihr Produkt. Aus dem gleichen Grunde vermeiden sie in ihrer Werbung alle Hinweise auf Heilungserfolge, obwohl die Matten eindeutig Heilung bei zahlreichen Krankheiten bewirken.

Mit der Matte auf Reisen

Wenn man seine Akupressurmatte mit auf Reisen nehmen möchte, so ist das kein Problem. Sie lässt sich einfach zusammenrollen und in den zu ihr gehörenden Baumwollbeutel stecken. So kann man sie leicht transportieren.

Falls die Möglichkeiten, Gepäck mit auf die Reise zu nehmen, einmal sehr begrenzt sein sollten, kann man den Schaumstoffkern herausnehmen und nur den Bezug mit den Nadelrosetten mit auf die Reise nehmen. So verringert sich das Packmaß der Matte noch einmal deutlich. Wenn Sie die Matte unterwegs auf einem Hotelbett benutzen, wird der Schaumstoffkern überflüssig.

Reinigung der Matte

Wenn nötig, können Sie den Baumwollbezug der Matte mit den Nadelrosetten von dem Schaumstoffkissen abziehen und in lauwarmem Wasser mit etwas Waschmittel von Hand spülen.

Vermeiden sollte man unbedingt die Nutzung von Waschmaschine und Trockner, da dies die Nagelspitzen beschädigen kann!

Trocknen lässt sich die Matte am besten an der frischen Luft oder sonst in der Wohnung, z. B. auf einem Heizkörper.

Wie viel kostet die Akupressurmatte?

Die Preise hängen von der Größe und der Ausstattung ab. Die Matten gibt es schon ab rund 20 € in sehr einfacher Ausführung. Normalerweise bezahlt man ca. 50 € für Matten solider Qualität, bis hin zu 90 € für Luxusaustattungen.

Von Heilung bis Beauty: Was die Matte alles kann

Vier große Bereiche sind es, in denen die Akupressurmatte mit beachtlichem Erfolg einsetzbar ist:

- **Heilung** bei einer Vielzahl unterschiedlicher körperlicher und psychosomatischer Leiden, von Rückenproblemen über Schlafstörungen bis hin zu typischen Altersleiden.
- **Entspannung,** einschließlich meditativer, auch spiritueller Entfaltung. Der Eintritt des Zustands der Tiefenentspannung wird erleichtert und deutlich beschleunigt.
- **Sport, Fitness.** Hier geht es um die sportliche Leistungsfähigkeit von Amateursportlern bis hin zu Hochleistungs- und Spitzensportlern aller Disziplinen.
- **Wellness, Beauty, Jugendlichkeit.** Mit eingeschlossen ist hier der gesamte Bereich der Schönheitspflege. Schönheit entsteht dabei durch Ausstrahlung innerer Glücksempfindungen, da reichlich Glücksbotenstoffe beim Benutzen der Matte aktiviert werden. Doch auch äußerlich verbessert sich die Hautbeschaffenheit unter Anwendung der Matte deutlich als Folge einer optimierten Hautdurchblutung.

Heilung

Das Gerät ist ein effektives und leicht zu handhabendes Instrument, Akupressur zur Schmerzverminderung einzusetzen. Anders als bei den meisten Schmerzmitteln tritt die Besserung üblicherweise unmittelbar (oftmals sofort) ein. Die Wirkung geschieht so, dass die eigenen inneren Fähigkeiten des Körpers angeregt werden, sich selbst zu heilen.

Wie das im Einzelnen geschieht, darüber streiten sich die Experten noch. Es gibt dazu mehrere Theorien, auf die bei der Darstellung der wissenschaftlichen Forschungsergebnisse näher eingegangen werden soll.

Seit Jahrtausenden werden Akupunktur und Akupressur angewendet, um dem Körper Entspannung und Balance erfahren zu lassen. Der Einsatz der Akupressurmatten kann als intensive Selbstakupunktur betrachtet werden.

Im Zuge der Selbstbehandlung werden Nervenbahnen des Körpers stimuliert, wichtige Reflexpunkte aktiviert und Glückshormone (Oxytocin) ausgeschüttet. Diese Glückshormone sorgen für Schmerzlinderung, Tiefenentspannung und Stresslinderung und bewirken ein allgemeines Gefühl von Wohlbefinden.

Entspannung, Meditation

Am stärksten, meist schon beim allerersten Gebrauch der Matte, fällt ihre entspannende Wirkung auf. Sehr viele Benutzer berichten von ihrer schon nach wenigen Minuten eintretenden deutlichen Entspannungswirkung. Diese Wirkung ist so stark, dass sie vielen Menschen anschließend das Einschlafen erleichtert. Deshalb wird auch immer wieder empfohlen, die Matte abends zu benutzen und mit ihr den Tag ausklingen zu lassen. Meditierende und mit dem Autogenen Training Vertraute berichten, dass sie mit Hilfe der Matte «gleich mehrere Stufen» ihrer Entspannungsübungen überspringen können. Bei vielen Nutzern verschwinden Schlafstörungen, unter denen sie zuvor jahrelang gelitten hatten.

Sport, Fitness

Eine Studie aus einem Moskauer Forschungsinstitut für Neurochirurgie kommt schon in den 1980er Jahren zu dem Ergebnis, dass die Anwendung der Akupressurmatte bei Sportlern zu einer deutlichen Erhöhung der körperlichen Leistungsfähigkeit führt. Spitzensport ist in Russland eine Staatsangelegenheit von hochrangiger Bedeutung. Deshalb erfahren Forschungen in dieser Richtung aufmerksame und großzügige Förderung durch die staatlichen Stellen.

Der Einsatz der Matte ist eine erlaubte Form von Leistungssteigerung im Spitzensport, die auch für westliche Sportler von erheblichem Vorteil sein könnte, ohne Dopingskandale zu verursachen.

Aus der Schweiz liegen Einzelfallberichte vor, in denen Spitzensportler die Matte offensichtlich mit Erfolg benutzen, nicht nur zur Leistungssteigerung, sondern auch zur Entspannung, die für sie besonders wichtig ist, um in der entscheidenden Wettkampfsituation voll präsent sein zu können. Hier sind vorab einige dieser Berichte:

Dennis Eriksson:

«Ich benutze die Shaktimatte zum Zweck der Entspannung, und nach kurzer Zeit fühle ich eine angenehme Wärme im Rücken und fühle meinen Puls. Ich schlafe oftmals auf der Matte ein und wache, nach einiger Zeit, gut ausgeschlafen und lebhaft auf. (…) Da ich sehr viel Sport betreibe, benutze ich die Matte zur Erholung nach meinen Trainingsrunden.»[11]

Anders Hallberg, Läufer:

«Als Langdistanzläufer, 5000 und 10000 Meter, hilft mir die Nutzung der Shaktimatte sehr gut. Jetzt nehme ich die Matte zu allen Wettkämpfen mit. Ich habe weniger von dem negativen Hormon (Noradrenalin) und ein niedrigeres Stressniveau vor dem Wettkampf, da ich auf der Matte liege, als entspannende Vorbereitung, und gleichzeitig Musik höre. Da glückt es mir psychisch und physisch. Die Matte ist auch ein ausgezeichnetes Mittel, nach hartem Training, da der Körper viel Adrenalin und Endorphin produziert hat, für

einen guten Schlaf zu sorgen. Ich lege mich da auf die Shaktimatte, und nach einigen Atemzügen schlafe ich ein.»

Dirk Schinke, Physiotherapeut:

«Ich habe die Shaktimatte von einem Kollegen geschenkt bekommen und setze sie zur Regeneration ein. Da ich Läufer bin, wird meine Rückenmuskulatur durch die Stoßbelastung stark beansprucht. Die Matte hilft mir, die Rückenmuskulatur schnell und effektiv zu entspannen. Auch bei durch Erkältung bedingten Verspannungen im Rücken konnte ich die Matte bei mir erfolgreich einsetzen. Die Matte ist für mich eine günstige und einfache Methode zur Behandlung von durch Verspannung bedingten Rückenschmerzen.»

Das Gerät hat eine unmittelbare Wirkung bei Schmerzen, die durch schwere körperlich Arbeit verursacht sind, durch Überbeanspruchung beim Sport oder durch andere Aktivitäten, die mit körperlichem Stress verbunden sind. Es beseitigt Muskelschmerzen, erhöht die Beweglichkeit der Gelenke und verhindert eine frühzeitige Ermüdung der Muskeln.

Wellness, Beauty

Nicht nur der Sport, sondern der gesamte Wellness- und Beautybereich profitiert in hohem Maße vom Einsatz der Akupunkturmatte. Wirkliche Schönheit lässt sich nicht durch Übertünchen von äußerlichen Schwachstellen gewinnen. Schönheit kommt von innen her. Sie geht von Menschen aus, die ihre innere Ruhe, ihre Entspanntheit, als Kraft ausstrahlen. Zu dieser Ausstrahlung verhilft ihnen die Matte, indem sie reichlich Glücksbotenstoffe aktiviert. Glück wird hierbei als ein Zustand verstanden, der nicht aus der Erfüllung äußerer Wünsche kommt, sondern die erhöhte Ausschüttung von Glücksbotenstoffen ist es, die zugleich ein strahlendes Aussehen und eine straffere Haut bewirkt.

Mit der Matte können Sie Ihr Körpergefühl insgesamt deutlich verbessern. Sie erreichen auf diesem Wege:

- Erholung und Ausgeglichenheit

- Entspannung der Muskeln
- Entspannung in Rücken, Nacken, Schultern, Hüften und Gelenken
- Verbesserung des Kreislaufes
- Steigerung Ihrer ganz persönlichen Energie
- Erhöhte Ausschüttung wohltuender Hormone, wie Endorphine
- Ermüdung und Erschlaffung bzw. Veränderung des Bindegewebes (Cellulite, «Orangenhaut») lässt sich verhindern und bessern

Selbst bekannte Schauspielerinnen und Schauspieler benutzen die Akupressurmatte, um fit zu bleiben und ihre Ausstrahlung zu behalten oder zu verstärken. So empfiehlt zum Beispiel Ursula Karven die Yantramatte und erklärt, wie entspannend und wohltuend die Matte ist – für alle, die ihre Rückenmuskulatur entspannen, stressfreier und gelassener durch den Alltag gehen oder einfach nur gesunden Schlaf finden wollen. Dass die Matte tatsächlich viel für die Schönheit tun kann, weiß man spätestens, wenn man Ursula Karven in einem ihrer Filme sieht.[12]

Bei welchen Krankheiten hilft die Matte?

Von Schmerzbekämpfung bis Revitalisierung

Zunächst glaubte man, mit der Matte eine Art Revitalisierungsmaschine gefunden zu haben. Doch schnell stellte sich heraus, dass das Therapiegerät weit mehr kann und sein Einsatz fast die ganze Bandbreite der heutigen Zivilisationskrankheiten abdeckt.

Die Behandlung mit der Akupressurmatte ist vor allem wirksam bei Arthritis, Beschwerden des unteren und oberen Rückens, Ischias, Knieschmerzen, Muskel- und Gelenkschmerzen allgemein, Schlaflosigkeit, Kopfschmerzen, Übergewicht und Cellulite.

Das Gerät zeigt außerordentlich gute Erfolge bei Taubheitsgefühl oder Kribbeln in den Beinen, bei eingeklemmten Nerven, chronischen Beschwerden der Halswirbelsäule, Gelenkschmerzen und Verkrampfungen. Der Gebrauch des Geräts führt zu völliger Entspannung, frei von Schmerzen oder Steifheit. Wissenschaftliche Untersuchungen haben außerdem gute Ergebnisse bei Menschen gezeigt, die unter niedrigem oder hohem Blutdruck leiden sowie unter chronischer Müdigkeit.

Die Erfolgsquote insgesamt liegt nach bisher vorliegenden Studien bei 80 Prozent.

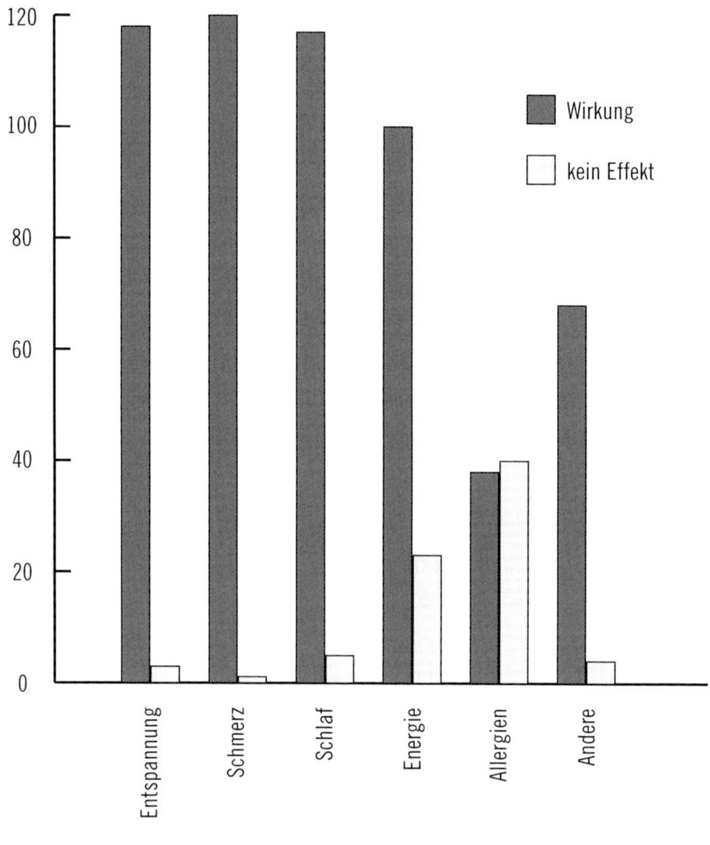

Überblick über die unterschiedlichen Wirkungen der Akupressurmatte
(Nach Zilberter 2010, 25)

Übersicht: Bei diesen Krankheiten hat sich die Matte bewährt

Behandlungen mit der Heilmatte bestätigen, dass sich eine Vielzahl von Erkrankungen lindern bzw. reduzieren lässt. Im Einzelnen liegen Forschungsergebnisse über Erfolge bei folgenden Krankheiten vor:

- Schlafstörungen
- Stress
- Muskelverspannungen
- Ischiasprobleme
- Allgemeine Schmerzen
- Kopfschmerzen
- Prämenstruelle Spannungen
- Hitzewellen
- Potenzstörungen
- wenig Lebensenergie
- Bluthochdruck
- zu niedriger Blutdruck
- zu hohe oder zu niedrige Herzfrequenz
- Depressionen
- Stimmungsschwankungen
- Angststörungen
- Panikattacken
- Heißhungerattacken
- Übergewicht
- Überzuckerung
- Rheuma
- Bandscheibenvorfall
- Durchblutungsstörungen
- Folgen von Schadstoffeinwirkungen
- Chronische und akute Erkältungskrankheiten (Bronchitis, Nasennebenhöhlen)
- Allergien
- Cellulite
- Lähmungserscheinungen

Rückenleiden, Entspannung und viel mehr…

Die Heilmatte steigert die Durchblutung und erhöht die Sauerstoffaufnahme. Die Behandlung bewährt sich besonders bei Schmerzstörungen, vor allem bei Rücken-, Nacken- und Kopfschmerzen, aber auch bei Schlafstörungen und Krankheiten des Verdauungssystems. Viele Menschen benutzen sie, weil sie einfach Entspannung herbeiführt. Meist wird die schmerzende Stelle selbst behandelt. Doch ebenso kann man die Matte als Unterlage für den ganzen Körper benutzen.

Gegen die Volkskrankheit Rückenschmerzen gibt es eine Menge Therapiemethoden: Massagen, Wärme-, chiropraktische, physiotherapeutische und medikamentöse Behandlungen oder gar Operationen. Viele davon sind langwierig und versprechen nur bedingt Besserung. Operationen gelten als letztes Mittel, denn sie führen oft zu unangenehmen Nebenwirkungen, beispielsweise durch Narbenbildung, die häufig erst neue Schmerzprobleme schaffen.

Eine neuere Studie mit der Nadelmethode an relativ gesunden jungen Menschen hat deutliche Wirkungen im autonomen Herzsystem und Reaktionen des sympathischen und parasympathischen Nervensystems gezeigt, z.B. bei der selbst gesteuerten Entspannung, Blutdruck, Veränderlichkeit der Herzfrequenz und Körpertemperatur.[13]

Hitzewellen bei Frauen im Klimakterium

Hitzewellen gehören zu den Symptomen des Klimakteriums. In den USA leiden rund 85% der Frauen darunter, und 40% betrachten dieses Leiden als ernst genug, um mit einer Östrogen-Therapie dagegen anzugehen.

Klinische Studien haben gezeigt, dass während eine Attacke von Hitzewellen die Konzentration an Endorphinen im Blut deutlich absinkt. Aus diesem Grunde bot man die Selbsthilfemethode mit der Akupunkturmatte zahlreichen Frauen an, die unter Hitzewellen litten.

Die Ergebnisse waren vielversprechend. Aus wissenschaftlicher Sicht ist offenkundig, dass Endorphine Hitzewellen unter Kontrolle halten können, indem sie das weibliche Hormon Luteotropin unterdrücken. Herzrasen, Angstzustände und Schwitzen begleiten üblicherweise das Auftreten von Hitzewellen. Endorphine beruhigen das Sympathische Nervensystem, verhindern damit anormale Herzrhythmen und andere Ausdrucksformen nervöser Störungen. Endorphine haben sich klinisch als wirksame Körpertemperaturregler erwiesen: Sie erhöhen die Körpertemperatur, wenn sie unter dem normalen Level liegt, und bei Fieber senken sie die Temperatur ab.[14]

Prämenstruelles Syndrom (PMS)

PMS – damit bezeichnet man in jedem Monatszyklus auftretende, äußerst komplexe Beschwerden bei Frauen, die vier Tage bis zwei Wochen vor dem Eintreten der Regelblutung einsetzen und die nach der Menopause meist verschwinden. In der Schweiz leidet etwa ein Drittel bis die Hälfte aller Frauen im gebärfähigen Alter an einem prämenstruellen Syndrom, vor allem Frauen über dem dreißigsten Lebensjahr. Die genauen Ursachen sind bisher nicht geklärt. Es besteht ein eindeutiger Zusammenhang mit der zweiten Zyklushälfte nach dem Eisprung und der Regelblutung. Denn wird der Übergang in die zweite Zyklushälfte und die Regelblutung durch Medikamente oder Operationen verhindert, bleiben die Beschwerden durch das prämenstruelle Syndrom aus.

In der zweiten Zyklushälfte wird das Gelbkörperhormon (Gestagen) Progesteron produziert, während gleichzeitig die Östrogenausschüttung abfällt. Damit einhergehend steigt die Neigung zum PMS. Es wird mehr Wasser im Gewebe eingelagert, was die schmerzhaften Schwellungen an Brüsten (Mastodynie), Händen und Füßen (Ödeme)auslösen kann.

Zu den zahlreichen Symptomen des Prämenstruellen Syndroms gehören folgende: Ängstlichkeit, leichte Irritierbarkeit, Stimmungsschwankungen, Müdigkeit, Heißhungerattacken, Kopfschmerzen, Wasseransammlungen, Depressionen, Gedächtnisstörungen und unterschiedliche Hautprobleme.

Die Forscher um Dr. Zilberter baten mehrere unter PMS Leidende, die Therapie mit der Akupressurmatte zu probieren in der Hoffnung, dass die Hautstimulation die Ausschüttung von Endorphinen ins Blut erhöhen und ihre Konzentration auf ein normales Maß bringen würde.

Die Ergebnisse waren ermutigend. Die Therapie half ebenso gut Schmerzen und Krämpfe zu beseitigen wie Stimmungsschwankungen und Kopfschmerzen zu beheben.[15]

Stärkung des Immunsystems

Das moderne Nagelbett kann «das Immunsystem stärken, Erkältungen eindämmen, die Verdauung verbessern und vor allem auch Wechseljahresbeschwerden wie Hitzewallungen lindern und heilen – und das ohne Nebenwirkungen», sagt Dr. Tanya Zilberter. Für die US-Neurophysiologin, die selbst, ebenso wie etliche ihrer Patienten, durch die Matte von Panikattacken befreit wurde[16], ist die Basis der Therapie die Akupunktur.

In mehreren Studien versucht sie die hauptsächlich für Schulmediziner unglaublichen Heileffekte zu erklären: «Es ist so, als ob man mit einer Schrotflinte auf eine Münze schießen würde.» Man trifft und stimuliert mit den Tausenden von Kunststoffnadeln immer die entsprechenden Reflexpunkte. Der Blutstrom verstärkt sich in der blockierten Region, die Koordination der gestörten Körperfunktionen kommt wieder in Gang. Biochemische Substanzen wie Glückshormone fließen in die Blutbahn – mit minimalem Aufwand lässt sich auf diese Weise ein ganzheitlicher Selbstheilungsprozess anstoßen.[17]

Heilungen sind selbst bei schwersten Erkrankungen wie Lähmungen und Krebs dokumentiert. Die Forscher fanden unter anderem heraus, dass Babys von Tschernobyl-Opfern, denen eng anliegende Westen mit kleinen Plastik-Nägeln an der Innenseite angelegt wurden, viel gesünder aufwuchsen als solche ohne diese Behandlung. Tschernobyl-Mütter, die das Nagelbett in der Schwangerschaft nutzten, bekamen Kinder mit viel weniger Geburtsfehlern als solche, die nicht damit therapiert wurden.[18]

Folgen von Schadstoffeinwirkungen

Auch bei toxischen Erkrankungen durch Schadstoffeinwirkungen, Gifte oder Behandlungsfolgen einer Chemotherapie hat sich mehrfach gezeigt, dass Patienten besser mit den schädlichen Folgen fertig wurden, wenn sie die Akupressurmatte einsetzten. So wird von dem russischen Erfinder der Matte, Ivan Kuznetsov, berichtet, er sei mit ungeschützten Händen mit einem Schädlingsbekämpfungsmittel in Berührung gekommen und dadurch ernsthaft erkrankt. Erst seine Akupressurmatte habe ihm geholfen, mit den Vergiftungserscheinungen fertig zu werden. Auf dem Rücken verläuft der Nierenmeridian. Er ist nach der Lehre der Traditionellen Chinesischen Medizin (TCM) neben allerlei anderen Funktionen auch für das Ableiten von Abfallstoffen über die Harnwege zuständig, was die besonders positive Wirkung in diesem Falle erklären könnte.

Dr. Tanya Zilberter beschreibt weiter das Beispiel eines junges Mädchen, das unter einem Sarkom (bösartige Geschwulst) am Schultergelenk litt:

«Ich sah eine Reihe von Röntgenbildern, die jeweils im Abstand von sechs Monaten aufgenommen worden waren. Auf den früheren sah die Schulter mit dem Sarkom schlimm aus. Die Prognose der Ärzte war weit entfernt von jedem Optimismus. Das Mädchen wollte gern versuchen, die Kuznetsov-Matte anzuwenden. Obwohl die Ärzte ihr nicht versprechen konnten, dass sie noch länger als ein paar Monate zu leben hätte, verboten sie ihr, das Kuznetsov-Gerät zu benutzen. Doch jede Nacht schlief sie heimlich auf dem «Nagelbett». Nach sechs Monaten sah selbst ein unerfahrener Radiologe wie ich die Fortschritte auf den Röntgenaufnahmen. Sieben Monate später konnte das Mädchen wieder Gitarre spielen! Ich hatte die Chance, die Röntgenbilder von vorher und nachher zu sehen. Ich bin kein Röntgenspezialist, aber die absolut außergewöhnlichen Fortschritte waren sogar für mich offensichtlich.»[19]

Während ihres mehrjährigen Aufenthalts in Russland hatte Dr. Zilberter Gelegenheit, Einblick in Anwendungsmethoden einer russischen Forschergruppe mit ihrer Kuznetsov-Matte zu nehmen. Sie berichtet vom Einsatz der Matte, begleitend zur Bestrahlungstherapie bei Krebserkrankungen. Patienten, die das Gerät benutzten, hätten dabei weniger an unangenehmen Begleiterscheinungen zu ertragen gehabt. «Sie litten weniger unter Haarverlust, Darmstörungen und Hautproblemen.» Ermutigt von diesen Ergebnissen benutzten einige der Patienten das Gerät zwischen den Phasen ihrer Strahlentherapie. «Auf längere Sicht erholten sich diese Patienten schneller und bekamen weniger Tumor-Rückfälle.»[20]

Depressionen und Burnout

Das Krankheitsbild einer Depression zu beschreiben, ist nicht ganz leicht. Relativ sichere Erkennungszeichen der Krankheit sind gestörtes Zeitempfinden, Freudlosigkeit, Schwermut, Antriebslosigkeit, Erschöpfbarkeit, Unruhe, Interesselosigkeit, Aggressivität, Reizbarkeit, Überempfindlichkeit, Gedächtnisstörungen, Minderwertigkeitsgefühle, Entscheidungsunfähigkeit, Grübelzwang, Angstzustände, Panikattacken, Zwangsgedanken, Emotionslosigkeit, Lebensmüdigkeit, Zwangsgedanken, Hypochondrie (eingebildetete Krankheiten), Schuldgefühle, Sinnestäuschungen, Halluzinationen und Wahrnehmungsstörungen.

Dazu kommen oft körperliche Symptome wie Appetitlosigkeit, Muskel-, Rücken- oder Gelenkschmerzen, Verspannungen, Herz- und Kreislaufstörungen, Schlafstörungen, Alpträume, Gewichtsverlust und sexuelle Störungen.

Wochenbett-Depressionen. Nach der Geburt kommt es bei vielen Frauen zu depressiven Stimmungsschwankungen. Die Hormone spielen verrückt. Der Körper verändert sich. Mit diesem Zustand kommen viele Frauen nach ihrer Entbindung nicht klar.

Man spricht hier von Wochenbett-Depressionen. Im Volksmund kennt man diese Störungen auch unter der Bezeichnung «Baby-Blues».

Stimmungstiefs treten öfters in den ersten 10 Tagen nach der Geburt als sogenannte «Heultage» auf, die auf die hormonellen Veränderungen zurückzuführen sind. Hierbei kommt es zu Traurigkeit, häufigem Weinen, Müdigkeit, Erschöpfung und Stimmungsschwankungen. Meist verschwinden diese Symptome nach wenigen Tagen wieder, vor allem, wenn tröstende Gespräche mit dem Partner möglich sind.

Winterdepressionen erleben Betroffene etwa so: Schon das Aufstehen morgens fällt ausgesprochen schwer. Der Tag ist mindestens doppelt so anstrengend wie sonst. Hobbys und andere Freizeitaktivitäten bereiten keinen Spaß mehr. Man fühlt sich ständig schlapp und müde.

Winterdepressionen sind ein typisches Phänomen der nordischen Länder. In der Gegend um das Mittelmeer kommen sie so gut wie gar nicht vor. In Skandinavien tritt diese saisonal bedingte Erkrankung deutlich häufiger auf als in Deutschland, vor allem in den Wintermonaten. Als Ursache werden Störungen des biologischen Tagesrhythmus' angenommen.

Experten gehen davon aus, dass es in der dunklen Jahreszeit zu einer erhöhten Melatonin-Produktion kommt. Dadurch sinkt der Spiegel des Neurotransmitters Serotonin ab, dessen Abbauprodukt Melatonin ist.

Ein niedriger Serotoninspiegel scheint verantwortlich für die meisten Depressionen zu sein.

Reaktive Depression. Manchmal ertragen Menschen harte Schicksalsschläge wie den Verlust nahe stehender Menschen, Trennung vom Partner, Verlust des Arbeitsplatzes oder ihrer Heimat nicht ohne gesundheitliche Folgen. Sie reagieren mit Depressionen.

Bei Frauen ist besonders die Zeit vor den Wechseljahren kritisch, beim Mann hingegen in der Zeit vor dem Ende der beruflichen Laufbahn.

Die larvierte (verkleidete, versteckte) **Depression** ist eine Form der Erkrankung, die mit am schwersten zu diagnostizieren ist.

Oftmals versteckt sie sich hinter einer Vielzahl körperlicher Symptome. Die Erkrankten klagen über Schmerzen an Organen und Körperteilen. Infolge von Essstörungen kann es zu starkem Gewichtsverlust oder starker Gewichtszunahme kommen. Manchmal treten auch Schwindelgefühle, Bauch-, Kopf- und Herzschmerzen oder chronische Müdigkeit auf. Die Beschwerden wechseln, sind diffus und schwer einzugrenzen. Häufig haben die Patienten schon eine endlose Wanderung von Arzt zu Arzt hinter sich mit den unterschiedlichsten Diagnosen.

Einige Experten vertreten die Ansicht, dass es sich bei der Krankheit *Fibromyalgie* in Wirklichkeit eine larvierte Depression handelt.

Als Therapie sind medikamentöse Behandlung, begleitende Psychotherapie und unterstützende Maßnahmen wie Lichttherapie empfohlen – und vor allem eben die Nadelmatte.

Burnout-Erschöpfungs-Depression. Das Bett zu verlassen kostet unglaublich viel Kraft und ist fast nicht zu bewältigen. Der Gedanke an den kommenden Arbeitstag lässt jeden Mut sinken. Etwa so beginnt der Tag bei einer bestehenden Erschöpfungsdepression, heute meist Burnout-Syndrom genannt.

Die Gründe für das Entstehen der Krankheit sind vielfältig: Dauerhafte Überforderung ohne Aussicht auf Erholung, aber auch schwere körperliche Erkrankungen, die mit körperlichen Schmerzen und Beeinträchtigungen einhergehen, gelten als Auslöser für Burnout.

Auch junge Mütter oder alte Menschen können von der Krankheit betroffen sein. Häufig führt Psycho-Stress am Arbeitsplatz zu Burn-Out-Erkrankungen. Nach Informationen der Betriebskrankenkassen stehen psychische Störungen inzwischen an zweiter Stelle als Ursache für Arbeitsunfähigkeit. Insgesamt hat sich ihre Zahl innerhalb von acht Jahren um das 18-fache erhöht.[21]

Altersdepression. Die Menschen der älteren Generation haben in ihrem Leben eine Vielzahl an Schicksalsschlägen hinnehmen müssen.

Die Altersdepression ist die häufigste psychische Erkrankung im Alter. Die Depression nimmt in den späten Lebensphasen allerdings oft einen ganz anderen Verlauf als in jungen Jahren. So klagen alte Menschen sehr häufig über körperliche Symptome und weniger über depressiv bedingte Traurigkeit und Abgeschlagenheit.

Hilfen durch die Matte bei depressiven Störungen

Bei sämtlichen Formen von Depression kann die Akupressurmatte unterstützend gute Dienste neben der eigentlichen medikamentösen Behandlung oder Psychotherapie leisten. Oft kehrt der Lebensmut der Betroffenen schnell und dauerhaft wieder zurück, wenn sie die Aku-

pressurmatte regelmäßig benutzen. Dennoch sollte bei Depressionen in jedem Falle fachärztliche Hilfe in Anspruch genommen werden.

Ist die Matte ein Allheilmittel?

Die Neurologin Tanya Zilberter wollte mehr darüber wissen, wie die Akupressurmatte funktioniert. Sie suchte nach einer Theorie, die sich eignet, die heilende Kraft der Stachelmatte zu erklären. Dr. Zilberter fragte das russische Team um den Erfinder Kuznetsov nach den theoretischen Grundlagen der Wirkungsweise. Sie erhielt die ihr als Wissenschafterin nicht genügende Antwort: «Ganz einfach – das ist ein Allheilmittel.»[22]

Doch solche Allheilmittel, Panacea genannt, gibt es in der Tat in der Naturmedizin verschiedenster Kulturkreise.

Das griechische Wort Panakeia, im Lateinischen Panacea, bedeutet soviel wie «alles heilend». In der griechischen Mythologie ist Panakeia eine Tochter von Asklepios (Aeskulap) und die Schwester von Hygieia. Sie war die Personifizierung des Heilens durch Heilpflanzen. Wie man sieht, stammt sie aus einer insgesamt für das Heilwesen zuständigen Götterfamilie.

Nach ihr bezeichnet man mit Panazee ein mythisches Universalheilmittel. Im Fernen Osten gilt Ginseng als solches. Man setzt es praktisch bei sämtlichen Krankheiten ein, denn es stärkt die körpereigene Abwehrkraft und die Lebenskraft allgemein. Beides sind beste Voraussetzungen für den Organismus, um mit Krankheiten fertig zu werden. Aloe, eine Wüstenpflanze aus der Gattung der Liliengewächse (Liliaceae) und Weihrauch (Boswellia serrata), gelten ebenfalls als Universalheilmittel. Hinzu kommt das Teebaumöl aus dem australischen «Tee Tree», einem Myrthengewächs (Myrtaceae), seit Jahrtausenden von den Aborigines als natürliches Breitband-Antibiotikum bei vielerlei Krankheiten umfassend und erfolgreich eingesetzt.

Seit der Antike versuchten die Menschen bis heute immer wieder, ein Mittel zu finden, das alle Krankheiten besiegen kann. Ein solches wird es wohl nie geben. Doch es gibt bestimmte Allheilmittel, im Englischen nennt man sie «cure all», die in vielerlei Bereichen von Krankheiten und Beschwerden einsetzbar sind. Ihre Wirkung beruht offenbar darauf, dass sie die Selbstheilungskräfte anregen. Genau diese Aufgabe erfüllt die Akupressurmatte als modernes Allheilmittel auf hervorragende Weise.

Anleitung: Wie setzt man die Akupunkturmatte ein?

Breiten Sie Ihre Matte auf einer Liege oder auf Ihrem Bett aus. Zur Unterstützung des Nackens können Sie ein kleines Kissen unterlegen. Legen Sie sich nun so auf die Matte, dass Ihre nackte Haut mit den Spitzen Kontakt hat. Falls Ihre Haut empfindlich ist, können Sie am Anfang einen dünnen Stoff über die Matte decken oder ein T-Shirt anziehen.

Beginnen Sie mit zehn Minuten täglich auf der Matte und steigern dann allmählich auf 20 bis 40 Minuten pro Tag. Die Empfindungen variieren bei jeder Anwendung und von Tag zu Tag. Passen Sie die Benutzung an Ihre persönlichen Bedürfnisse an und führen Ihren Tag anschließend entspannt fort. Haben Sie ruhig den Mut, unterschiedliche Anwendungsformen auszuprobieren. Sie können dabei nichts falsch machen.

Fast alle Benutzer lieben ihre Matte. Sie freuen sich Tag für Tag aufs Neue, sie anzuwenden, weil sie eben sehr schnell Erfolge sehen und weil die Benutzung ausgesprochen angenehm ist.

Erfolg spornt an, weiter auf diesem Weg an der eigenen Heilung zu arbeiten. Für viele Menschen ist die Begeisterung so groß, dass sie schon ein gewisses «Suchtpotential» enthält. Aber es ist eine heilende Sucht, die nicht in das Elend von Abhängigkeit führt, sondern zu mehr Gesundheit und Glücksfähigkeit.

Einzelne Bereiche des Körpers behandeln

Um die Wirkung zu spüren, muss man kein Yogameister sein: Die Matte wird auf dem Boden, auf einem Bett oder Sofa ausgebreitet, und man legt sich vorsichtig mit dem Rücken darauf. Jetzt soll man am besten tief und ruhig in den Bauch atmen und entspannen. Schon in der Eingewöhnungsphase von 10 bis 15 Minuten ist eine angenehme Wärme spürbar. Stress lässt langsam nach. Nach 25 bis 40 Minuten stellen sich

Entspannung und Wohlbefinden ein. Bei der Verwendung vor dem Zubettgehen unterstützt die Matte den gesunden Schlaf.

Natürlich bieten die verschiedenen Positionen in Bauch-, Rücken- und Seitenlage sowie im Sitzen noch weitere ganz unterschiedliche und spezielle Anwendungsmöglichkeiten: So können der Stoffwechsel angeregt, Verspannungen vorgebeugt und die Muskulatur gelöst werden.

Gezielte Anreize

Die Akupressurmatte kann ganzkörperlich angewandt werden. Vom Rückgrat aus verlaufen Nervenbahnen zu allen Körperteilen, somit hat die Nutzung in Rückenlage einen Effekt auf die Wahrnehmung des ganzen Körpers.

Man kann die Matte aber auch gezielter einsetzen. Auch hier gilt: Probieren Sie aus, was sich für Sie am besten anfühlt. Sollten Sie – über das «Pieksen» der Eingewöhnungsphase hinaus – Schmerzen empfinden, so wechseln Sie am besten die Position oder brechen Sie die Stimulation zu diesem Zeitpunkt ab. Mag sein, dass Sie bei einem neuen Versuch zu einem späteren Zeitpunkt ganz anders reagieren werden.

Neben der Grundposition in Rückenlage bietet die Akupressurmatte eine Vielzahl weiterer Einsatzmöglichkeiten: Auf dem Bauch liegend lässt sich die Verdauung verbessern. Auch Spannungen im Oberbauch und der Atemmuskulatur kann man so lösen. Besonders praktisch ist die Verwendung auf einem (Büro-)Stuhl: Dies kann helfen, Spannungen im Lendenwirbelbereich und dem Gesäß (Ischias) zu lösen. Auch Verspannungen im Kinn, Nacken- und Schläfenbereich lassen sich lindern: Dazu kann man sich in einer seitlichen Liegeposition vorsichtig mit der Wange auf die – mit den Nägeln nach außen – gerollte Matte legen.

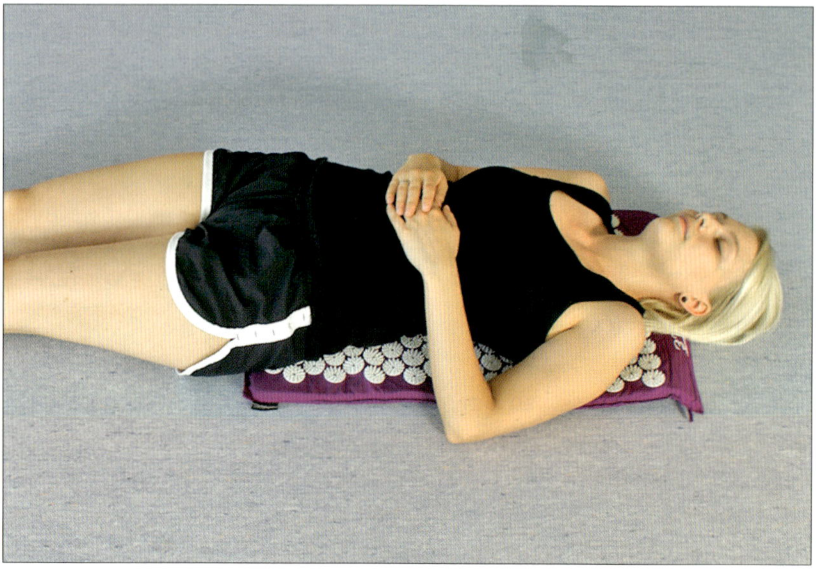

Rücken

Bei dieser Behandlungsposition liegen Sie auf dem Rücken, mit ausgestreckten Beinen auf dem Boden, oder Sie stellen Ihre Fersen gegen das Gesäß, wenn Sie mit dem Lendenbereich auf der Matte liegen möchten. Hier empfiehlt sich ein kleines Kissen unter den Nacken zu schieben.

Die Wirkung: Diese Position stimuliert besonders gut die Akupressurpunkte und Nerven entlang der Wirbelsäule.

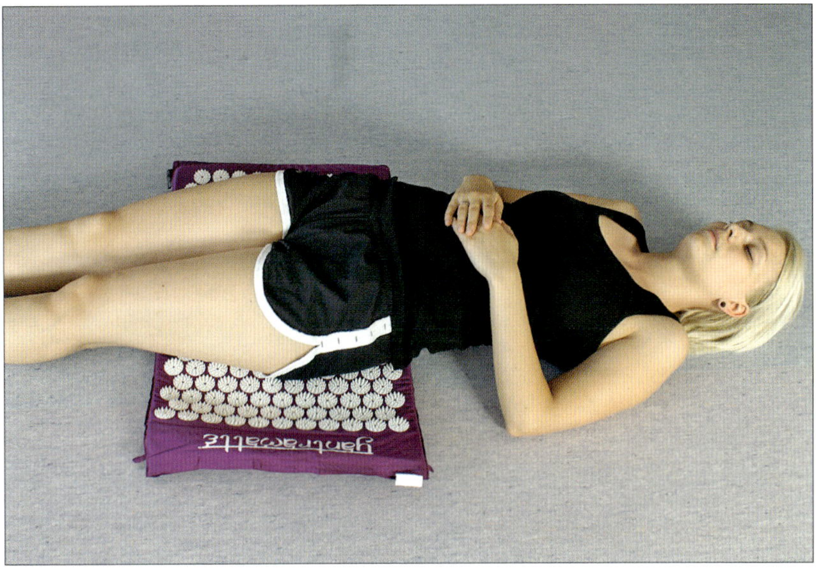

Po

Legen Sie die Matte unter den Po. Zunächst empfiehlt sich die Verwendung einer dünnen Baumwollhose. Wenn Sie bereits Übung haben, können Sie auch mit nackter Haut auf der Matte liegen.

Die Wirkung: Diese Position eignet sich besonders, um Verspannungen im Lenden- und Gesäßbereich zu lösen. Sie schenkt außerdem Stabilität und Energie. Der Lenden- und Gesäßbereich ist bei vielen Menschen chronisch verspannt. Daher ist es wichtig, auf diese Weise die Gesäßmuskulatur zu entspannen.

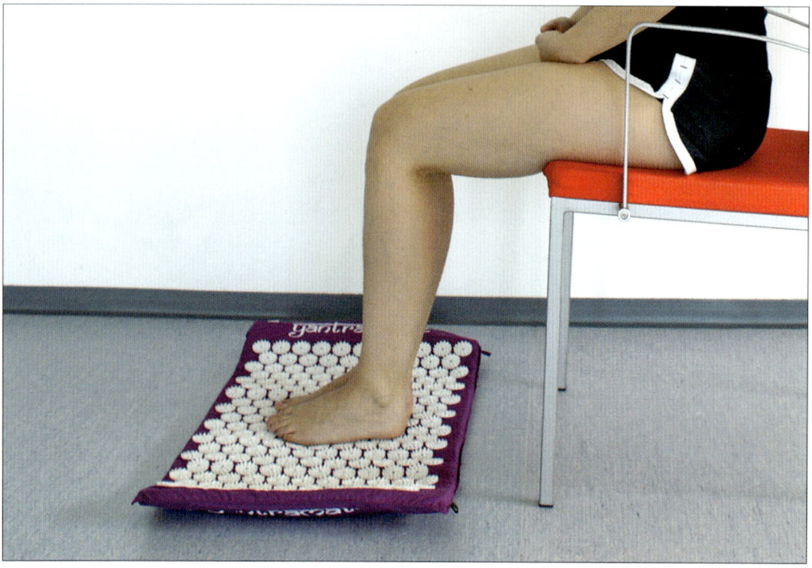

Fußsohlen

Stellen Sie Ihre unbekleideten Füße im Sitzen auf die Matte.

Die Wirkung: Mit dieser Position regen Sie Ihre Fußreflexzonen an. Damit erreichen Sie nicht nur, dass Ihre Füße warm werden, sondern eine gesundheitlich insgesamt positive Wirkung auf den ganzen Körper tritt ein. Der besondere Vorteil: Diese Methode lässt sich leicht anwenden, zum Beispiel abends beim Fernsehen.

In den Reflexzonen der Füße spiegeln sich alle Körperteile und Organe wider. Werden diese Zonen gezielt angeregt, lassen sich die entsprechenden Körperregionen positiv beeinflussen.

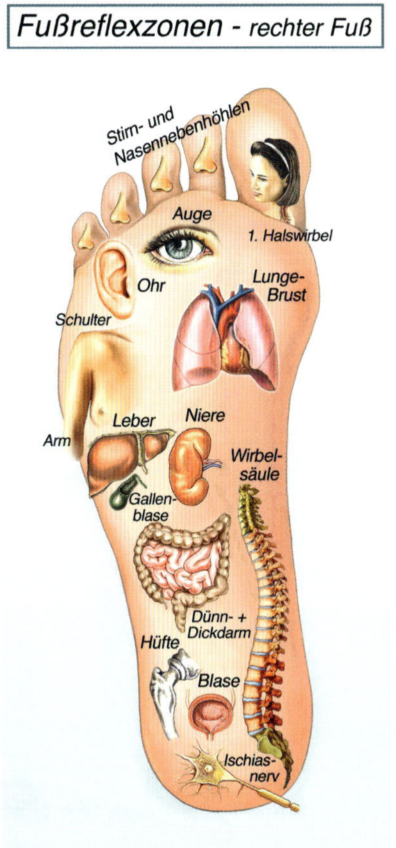

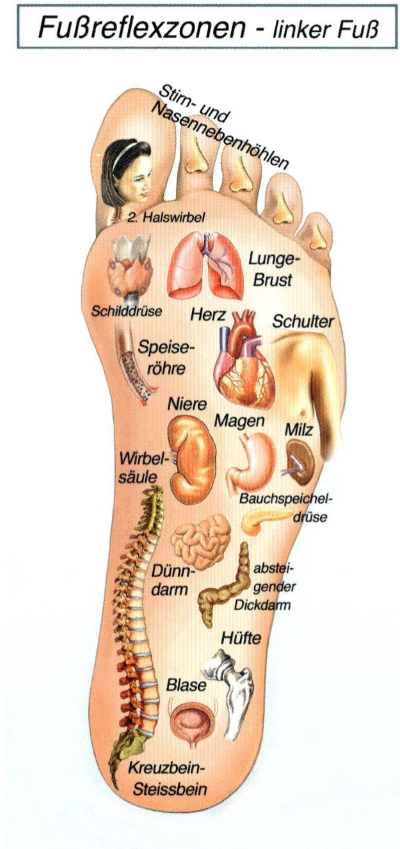

Abbildung: Fußreflexzonen

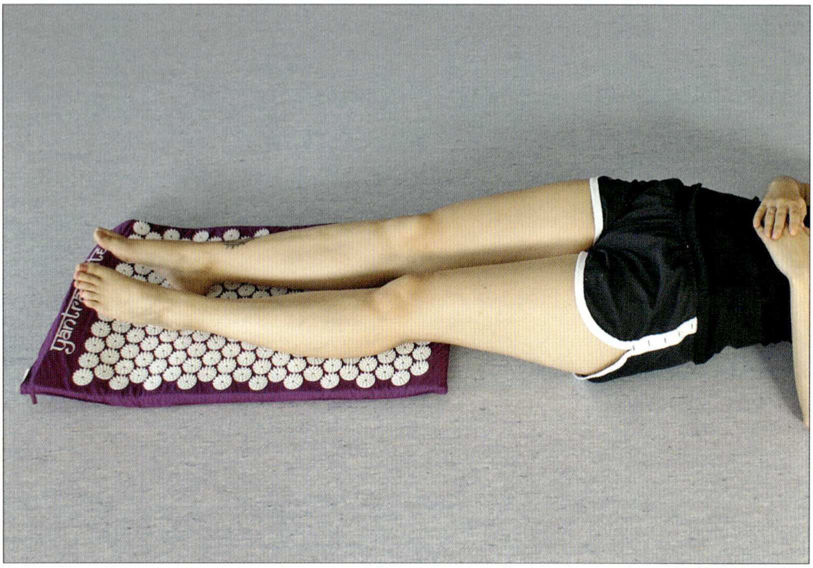

Beine

Legen Sie sich in Rückenlage mit ausgestreckten Beinen auf die Matte. Die Beine sollten dabei frei von Kleidung sein.

Die Wirkung: Diese Position eignet sich besonders, wenn sich Ihre Beine oft schwer anfühlen oder wenn Sie Venenleiden an den Beinen haben.

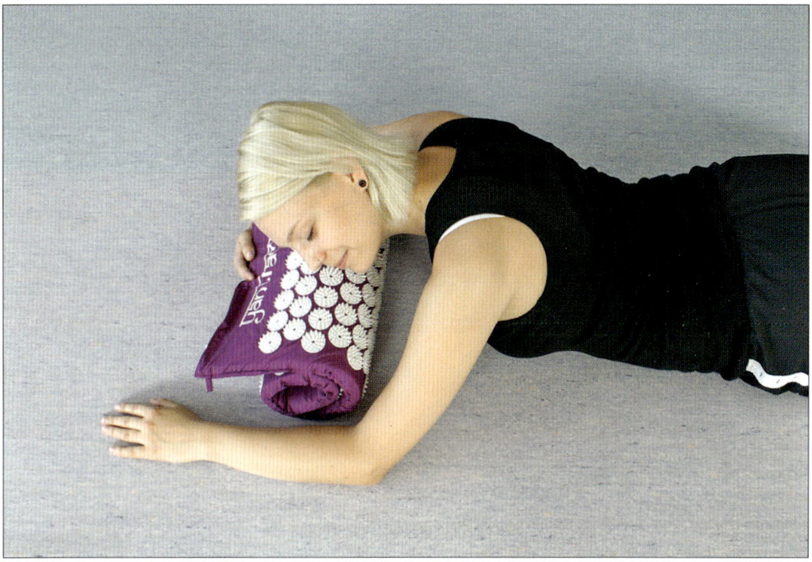

Kiefer

Legen Sie Ihre Wange vorsichtig auf die Matte. Zunächst empfiehlt sich die Verwendung eines sehr dünnen Tuches zwischen Gesicht und Matte. Nach einigen Behandlungen können Sie auf dieses Tuch verzichten.

Die Wirkung: Diese Position kann Spannungen im Kiefer lösen und Ihrem Gesicht neuen Glanz schenken.

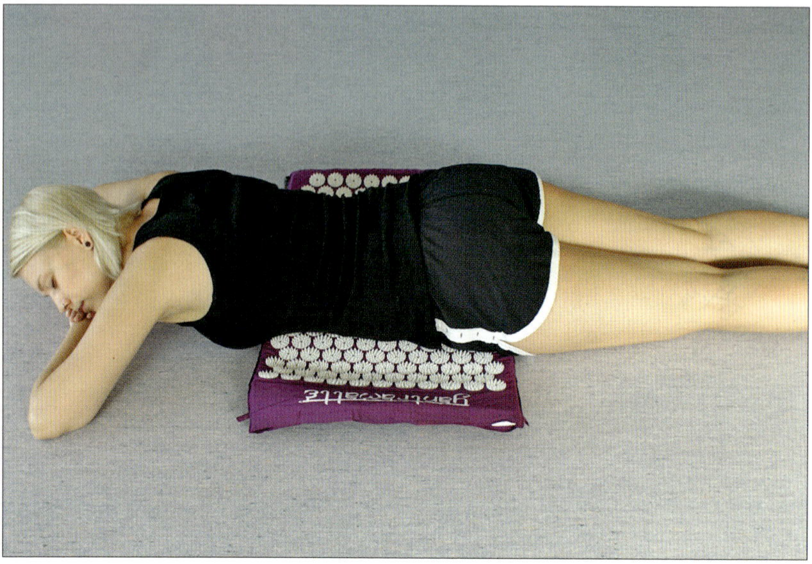

Bauch

Legen Sie sich vorsichtig mit dem Bauch auf die Matte. Die Hände legen sie neben den Körper. Frauen können die Matte auch bis unter die Brüste legen. Die Brust selbst ist zu empfindlich für die Stachelmatte.

Die Wirkung: Diese Position eignet sich speziell, um Spannungen im Zwerchfell und in der Atemmuskulatur lösen.

Die Anwendung in den Alltagsablauf einfügen

Außer den hier beschriebenen gibt es noch eine Vielzahl weiterer Möglichkeiten, die Matte sinnvoll einzusetzen. Selbst bei der Arbeit kann man sie, gegen die Rückenlehne eines Bürostuhl gelehnt, nutzen. Probieren Sie selbst aus, wie die Anwendung am besten Ihren persönlichen Bedürfnissen entspricht und sich am einfachsten in Ihren Alltag einfügen lässt. Denn entscheidend wichtig ist, dass Sie auf längere Sicht Freude am Umgang mit Ihrer Matte haben. Nur so kann sie Ihnen dauerhaft Nutzen bringen.

Die Behandlung mit der Matte wirkt ganzheitlich

Dass Sie den jeweils von Krankheitserscheinungen betroffenen Körperteil direkt behandeln, ist nicht unbedingt erforderlich. Wenn Sie beispielsweise mit Ihrer Körpermitte auf der Akupressurmatte liegen, werden Sie schnell spüren, dass Wärme auch durch Ihre Beine strömt und Ihre Füße warm werden. Jede Behandlung wirkt nicht nur örtlich begrenzt, sondern ganzheitlich auf den gesamten Körper.

Die Dauer der Behandlung

Legen Sie sich bequem auf die Matte, so dass die Nagelspitzen auf der Haut zu spüren sind. Entspannen Sie sich und atmen Sie tief ein und aus.

Sollten Sie sehr schmerzempfindlich sein, können Sie zu Beginn, bis Sie sich an das ungewohnte Gefühl gewöhnt haben, ein dünnes Tuch zwischen die Spitzen und die Haut legen. Anfangs können 10–20 Minuten Stimulation mit der Stachelmatte schon ausreichen. Doch sollte man diese Zeit möglichst bis auf 40 Minuten steigern.

Eine allgemein verbindliche optimale Anwendungsdauer lässt sich nicht festlegen. Am besten probieren Sie selbst aus, wie Sie sich am wohlsten fühlen! Die optimale Benutzungsdauer kann sich bei jedem Menschen von Tag zu Tag verändern. Sie hängt offenbar auch vom eigenen Befinden und von dem Maß an Stress ab, den man gerade erlebt hat. Dieser Eindruck wird bestätigt von dem Yogalehrer Maret Moks, 80 Jahre, der offenbar aufgrund der gleichen Erfahrung erklärt: «Die Plastiknägel fühlen sich unterschiedlich scharf an und indizieren den Grad von Stress des vergangenen Tages.»[23]

Spüren Sie am besten in sich hinein, wie lange Sie es als gut empfinden, auf der Matte zu liegen. Länger zu liegen oder sogar auf der Stachelmatte einzuschlafen, ist völlig ungefährlich. Benutzen Sie die Pranamatte, wenn Sie Lust und Zeit haben, täglich!

Entspannung und ruhige Aktivität empfiehlt sich nach der Nutzung, um das neu gewonnene Gefühl nicht zu stören und es möglichst lange mit in den Alltag hineinzunehmen.

Sehr gut lässt sich die Akupressurmatte auch in Arbeitspausen nutzen: Danach fühlt man sich wieder voll leistungsfähig und die Arbeit kann mit neuem Schwung weitergehen!

Den optimalen Erfolg erreichen Sie, wenn Sie die Matte regelmäßig jeden Tag benutzen. Ebenso wie bei anderen Trainingsformen erzielt man durch Regelmäßigkeit die besten Ergebnisse.

Mit der Akupressurmatte haben Sie die Möglichkeit, beide Ebenen – die körperliche und emotionale – einfach und bequem zu Hause zu behandeln. Nutzen Sie die Zeit vor dem Schlafengehen. Nehmen Sie sich 15-20 Minuten ganz für sich selbst. Sie können sich im Bett auf die Akupressurmatte legen. Wenn Sie morgens 15 Minuten einplanen, können Sie die Nagelmatte auch für einen guten Start in den Tag nutzen. Genau wie am Abend gönnen Sie sich so Ihre Wohlfühlzeit im Bett und tun zugleich etwas für Ihre Gesundheit.

Wie die Matte wirkt

Schon wenn man sich das erste Mal auf die Akupressurmatte legt, stellen sich schnell angenehme Empfindungen ein. Um die behandelten Regionen entsteht Wärme. Ihre Nerven entspannen sich. Heilung kann beginnen.

Das Prinzip ihrer Wirkung ist einfach und greift eine uralte Heilmethode der Traditionellen Chinesischen Medizin (TCM) auf: Die

Akupressur. Die Lehre der Akupressur basiert darauf, dass bestimmte Punkte des Körpers, die in Verbindung mit den Organen stehen, speziell stimuliert werden können. Nach Auffassung der TCM existieren im menschlichen Körper zwölf Kanäle, die sogenannten Meridiane, in denen die Lebensenergie Chi fließt. Auf diesen Meridianen liegen zahlreiche Akupressurpunkte, die den gesamten Organismus beeinflussen können. Mit bis zu 11.550 pyramidenartigen Spitzen aus ABS-Kunststoff stimuliert die Matte Hunderte dieser Punkte gleichzeitig und fördert so die Durchblutung.

Die moderne Version des Nagelbettes verdankt ihre Wirkung einer mechanischer Hautstimulation, deren Wurzeln Tausende von Jahren zurückreichen. Dabei werden insgesamt zahlreiche wichtige Akupunktur- und Akupressurpunkte vor allem im Bereich der Wirbelsäule und des Rückens aktiviert.

Während die Akupunktur, bei der die Energiepunkte mit Nadeln stimuliert werden, in die Hand erfahrener Ärzte und Heilpraktiker gehört, eignet sich die Akupressur, deren Wirkung auf Stimulation der Akupunkturpunkte mit Druck basiert, durchaus zur Selbstbehandlung. Die wichtigen Druckpunkte entlang der Meridiane im Rückenbereich sind in der Selbstbehandlung naturgemäß kaum zu erreichen. Doch indem man sich auf die Akupressurmatte legt, erreicht man sie flächendeckend auf dem ganzen Rücken.

In jedem Menschen gibt es eine natürliche Quelle der Heilung. Wenn diese Heilkraft aktiviert ist, löst sie eine Serie verschiedenartiger innerer Prozesse als Heilantwort aus.

Die Wirkungsweise: Die Nadelreiztherapie aktiviert unzählige Akupressurpunkte und steigert so gleichzeitig die Durchblutung. Sie erhöht die Sauerstoffaufnahme und stimuliert die Akupressurpunkte, welche die Körperfunktionen balancieren. Das Wichtigste aber ist: Sie bringt den Körper dazu, Endorphine und «Glückshormone» zu aktivieren. Diese sorgen für mehr Wohlbefinden und für Entspannung.

Die Druckspitzen regen den Blutfluss und die Lymphzirkulation örtlich an. Endorphine, «Glückshormone» oder «natürliche Schmerzkiller» werden freigesetzt. Sie wirken Schmerz blockierend, erzeugen Schmerzunempfindlichkeit und ein Wohlgefühl.

Priv. Doz. Dr. med. Rainer Brenke, langjähriger Chefarzt der Hufelandklinik in Bad Ems, sieht einen Mangel an natürlichen Reizen als mögliche Ursache des veränderten Krankheitsspektrums bei der Behandlung chronischer Krankheiten an. Zudem hat nach seiner Auffassung die Einstellung des Einzelnen zu seiner Krankheit einen Wandel in den bevorzugten Therapien nach sich gezogen. Ein unverkennbarer Trend geht in Richtung Selbstbehandlung und Naturheilverfahren. Die Nadelreizmatte stellt für ihn den sinnvollen Versuch dar, den Folgen eines Reizmangels durch dosierte natürliche Reize zu begegnen, wobei in steigendem Maße starke Reize bevorzugt werden.[24]

Ihre Wurzeln findet diese Behandlungsmethode in der asiatischen Volksmedizin Ayurveda und in der Traditionellen Chinesischen Medizin (TCM).

In den folgenden Bereichen der Schmerztherapie sieht Dr. Brenke erfolgreiche Anwendungsmöglichkeiten für die Nadelreizmatte:

- Bei örtlich begrenzten akuten Schmerzen, um auf die Heilung Einfluss zu nehmen.
- Um vorbeugend das Entstehen chronischer Schmerzprozesse zu verhindern.
- Bei chronischen Leiden äußerer Nerven.
- Bei übersteigerten Schmerzempfindungen aufgrund einer Nervenstörung im Bereich des Rückens (Hyperalgesie bzw. Allodynie). Die Betroffenen klagen hierbei selbst bei kleinen Berührungen, z.B. durch Kleidung oder beim Duschen, über unangenehme Empfindungen. Der Schmerz wird schon durch geringfügige physiologische Reize ausgelöst, die bei einem normalen, gesunden Menschen keinen Schmerz verursachen.
- Bei durch seelische Faktoren (psychovegetativ) verursachten Krankheiten. Am besten erfolgt die Behandlung dabei zusammen mit einer Psychotherapie.

Mögliche Wirkungsmechanismen der Nadelreizmatte: Innerhalb der entsprechenden Hautareale konnte durch eine Bindegewebsmassage der wissenschaftliche Nachweis über eine Endorphinerhöhung erbracht werden. Ähnliche Wirkungsmechanismen nimmt man auch hinsichtlich der Nadelreizmatte an.[25]

Durch die Reizwirkung der Akupressurmatte kommt es zu einer Hautrötung und damit verbunden zu einer stärkeren Durchblutung der Gewebsschichten an der Oberfläche, aber teilweise auch in den tieferen Gewebsschichten. Die veränderte Stoffwechselaktivität zieht offenbar eine Hemmung der Schmerzempfindungen nach sich. Experten gehen davon aus, dass damit zugleich auch eine Stärkung des Immunsystems eintritt.[26]

Ähnliche Wirkungen sind bei der zur Bekämpfung von Rückenschmerzen eingesetzten niederfrequenten Reizstromtherapie (Tens) bekannt. Dort konnte im Frühstadium innerhalb eines pathologisch veränderten Gewebes der Nachweis einer Schmerzhemmung erbracht werden. Die Akupunkturmatte sendet durch ihre Druckanwendung offenbar ähnlich wirkende Reize aus. Deshalb können Schmerzempfindungen nicht mehr zum Zentralen Nervensystem (ZNS) weitergeleitet werden.[27]

Die tägliche Anwendung empfiehlt sich, um ein Potenzieren der heilsamen Effekte zu erreichen und lang anhaltend Beschwerden zu lindern.

Unterschiedliche Erklärungsmodelle für die heilende Wirkung der Matte

Inzwischen sind weltweit zahlreiche wissenschaftliche Studien über die gesundheitlichen Wirkungen der Akupressurmatte veröffentlicht. Dass die Matte wirkt, steht außer Zweifel.

Zu der Frage, wie sich ihre heilende Wirkung erklären lässt, gibt es drei verschiedene Modelle mit völlig unterschiedlichem Denkansatz.

Das erste stammt aus der Traditionellen Chinesischen Medizin (TCM). Es erklärt die Wirkung mit dem Anregen des Flusses der Lebensenergie Chi über Akupunkturpunkte.

Das zweite Erklärungsmodell greift auf moderne neurophysiologische Erkenntnisse zurück. Die Wirkung erklärt es mit einer verstärkten Ausschüttung von Hormonen und Nervenbotenstoffen durch die Anwendung der Akupressurmatte.

Das dritte Modell greift auf bestehende Nervenverknüpfungen zwischen einzelnen Hautgebieten und bestimmten inneren Organen zurück.

Jedes dieser Modelle hat für sich gesehen viel Überzeugungskraft. Alle zusammen fügen sie sich wie Mosaiksteine zu einem Gesamtbild. Sie ergänzen einander und erklären die unterschiedlichen Wirkungen der Matte auf eindrucksvolle Weise.

Alle drei Denkansätze sollen in diesem Kapitel näher dargestellt werden, denn jeder von ihnen leistet einen wertvollen Beitrag, um die heilende Wirkung der Matte zu verstehen.

Die Energieleitbahnen

Die Traditionelle Chinesische Medizin (TCM) kennt zwölf Meridiane, durch die die Lebensenergie Chi zirkuliert. Auf diesen Energiebahnen liegen Hunderte Akupunkturpunkte. Werden sie stimuliert, kann die Heilung aktiviert werden, weil die Lebensenergie wieder frei fließen kann und ins Gleichgewicht findet. Schmerzen werden durch die verstärkte Bildung körpereigener morphinartiger Substanzen gelindert, die die Durchblutung fördern, schmerzleitende Nervenzellen deaktivieren und schmerzkontrollierende aktivieren.

So fremd die Traditionelle Chinesische Medizin (TCM) für Menschen unseres Kulturkreises zunächst schien – inzwischen stößt sie in weiten Kreisen der westlichen Bevölkerung immer stärker auf Akzeptanz.

Bereits zwei von drei Deutschen würden sich im Krankheitsfall am liebsten durch eine Kombination von Schulmedizin und Traditioneller Chinesischer Medizin (TCM) behandeln lassen, bestätigt eine Umfrage des Instituts für Demoskopie in Allensbach.[28]

Über den Rücken verlaufen die wichtigsten Energieleitbahnen, das sogenannte Lenker- oder Gouverneurgefäß und der Blasenmeridian.

Im Zentrum des Rückens verläuft das *Lenkergefäß*. Es wird auch als Gouverneur bezeichnet und ist der Hauptmeridian, der sich in der Mitte der Vorderseite des Körpers als *Empfängergefäß* fortsetzt.

Das Lenkergefäß ist nach der Traditionellen Chinesischen Medizin (TCM) ein Yang-Meridian, eine Leitbahn also für die Energie der Tatkraft und Aktivität. Sie beginnt in der Beckenhöhle. Ein innerer Ast verläuft zu den Nieren, ein anderer führt nach unten zum Damm zwischen

After und äußeren Genitalien. Der Verlauf führt vom Damm über das Steißbein die Wirbelsäule hinauf, über den Kopf zur Stirn, über die Nase, und endet an der Oberlippe im oberen Zahnfleisch. Das Lenkergefäß beeinflusst die psychische Energie und kontrolliert die Yang-Meridiane. Ist es geschwächt, kommt es zu dauernden Rückenschmerzen, Kopfschmerzen und Migräne. Aber auch Unfruchtbarkeit, Hämorrhoiden und Ohnmachtsanfälle können daraus resultieren. Unterstützt wird dieser Meridian durch Ruhe und Meditation, mehr Zeit für sich selbst, durch Vertrauen auf das eigene Bauchgefühl.

Sein Einflussbereich umfasst Wirbelsäule, Nervensystem, Skelett, After und Sexualorgane, das Gehirn und das Gesicht.

Er bewirkt das freie Fließen der Lebensenergie. Lebensfreude, Unternehmungslust, Ausgeglichenheit und Gelassenheit hängen von seinem ungehinderten Funktionieren ab.

Ist die Energie des Lenkergefäßes blockiert, so bedeutet dies auf der Körperebene: Infektionskrankheiten, Erkältungen, Nasenbluten, Kopfschmerzen, Rückenschmerzen, Müdigkeit, Bronchitis, Nervenschwäche und Urogenital-Erkrankungen.

Auf der seelischen Ebene führen Energieblockaden des Lenkergefäßes zu Depression, Mutlosigkeit und Antriebslosigkeit.

Funktioniert die Selbstregulation, so sorgt sie zugleich auch dafür, dass die inneren Organe wie Leber, Niere und Milz gestärkt werden.

Der *Blasen-Meridian* steuert die Speicherung und Ausscheidung des von der Niere kommenden Urins durch die Blase. Beziehungen bestehen auch zum Hormonhaushalt und dem vegetativen Nervensystem. Dieser Meridian ist ebenfalls zuständig für das Gleichgewicht der Körperflüssigkeiten. Einzelne Punkte des Blasen-Meridians kontrollieren auch die inneren Organe.

Störungen im Gleichgewicht des Blasen-Meridians äußern sich in Entzündungen oder Schmerzen im Prostata-Bereich, Harndrang und Harnentleerungsstörungen. Weiter treten rheumaartige Beschwerden an der Wirbelsäule, in den Schultern und im Nacken auf. Auch kann es zu Funktionsstörungen des vegetativen Nervensystems kommen. Häufige Begleiterscheinungen sind Kopfschmerzen, Augenschmerzen sowie

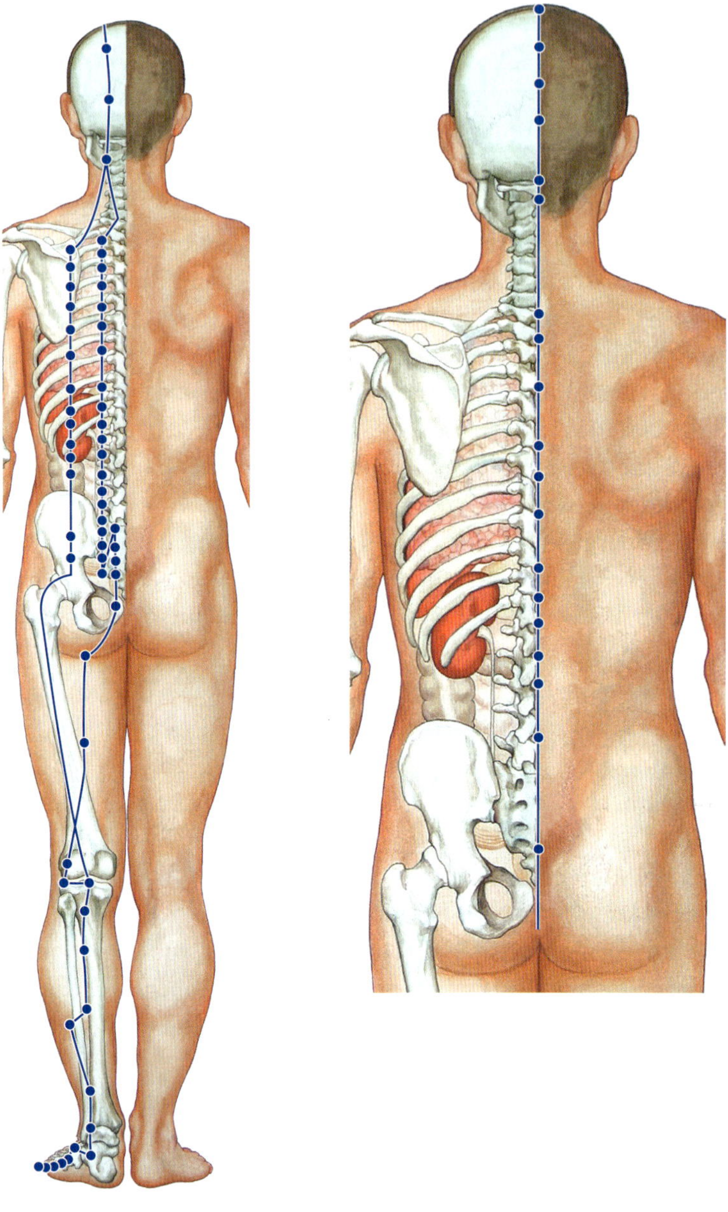

Abbildung der den Rücken entlang verlaufenden Meridiane (links der Blasen-Meridian, rechts das Lenkergefäß)

Wadenkrämpfe und Fersenschmerzen. Auch Impotenz und Frigidität kommen vor.

Psychisch äußert sich eine Störung im Blasen-Merdian in Überempfindlichkeit und Schreckhaftigkeit bis hin zur Angst. Die Betroffenen neigen zu Nervosität und ärgern sich leicht über belanglose Kleinigkeiten.

Der Blasenmeridian ist für den gesamten Rückenbereich zuständig. Er korrespondiert auf der psychischen Ebene mit Unsicherheit und Angst. Besonders gefährdet sind dabei auf der Körperebene die Schultern und die Lendenwirbel.

Angst erzeugt muskuläre Spannungen. Diese Spannungen versperren im Laufe der Jahre mehr und mehr den Fluss der Chikraft durch beide Meridiane. So kann eine Unterversorgung mit Chi entstehen. Die Folge sind vor allem Deformierungen im sensiblen Lendenwirbelbereich. Die Zwischenwirbelscheiben verlieren ihre Flexibilität und können die Stöße beim Gehen und Laufen nicht mehr dämpfen.

Wichtig ist zu wissen, dass eine Regeneration der Zwischenwirbelscheiben möglich ist.

Der Blasenmeridian stimuliert die Nierenfunktion und reguliert das Ausscheiden des Urins. Körperliche und seelische Disharmonien blockieren den Energiefluss und lösen u.a. Verspannungen aus.

Disharmonien führen zu Blasen-/Nierenbeschwerden, Blasenschwäche, Blasenentzündung, Hämorrhoiden, Gelenk- und Rückenschmerzen, rheumatischen Beschwerden, Ischias, Hexenschuss, Muskelverspannung, Schmerzen zwischen den Schulterblättern, Störung im Hormonhaushalt, Kieferhöhlenproblemen und zu Erkrankungen durch Kälte allgemein.

Die vom Blasenmeridian beeinflusste Hauptemotion ist Unsicherheit. Sekundäre Emotionen sind: Scham, Machtlosigkeit, Überlebensangst, Ängstlichkeit, Unsicherheit, Mangel an Willensstärke, Unentschlossenheit, Gefühl von Unsicherheit, sich gedemütigt fühlen, Minderwertigkeitgefühl, Misstrauen, Dogmatismus und Perfektionismus, Angst vor Zurückweisung.

Beeinträchtigende Gedanken bei Störungen des Blasenmeridians sind etwa: «Wenn sie mich nur mögen.» «Das schaffe ich nie.» «Das kann ein Anderer besser.» «Ich weiß nicht, ob…»

Meditative Leitsätze, die Menschen mit einer Schwäche des Blasenmeridians mental helfen können, sind:
«Ich bin gut genug, so wie ich bin.»
«Ich akzeptiere, dass ich manchmal zurückgewiesen werde.»
«Ich bin unter allen Umständen sicher.»

Wenn Sie sich meditativ auf solche Sätze während Ihrer Übung auf der Matte konzentrieren, können Sie deren Kraft voll auf der psychischen Ebene aktivieren.

Glückshormone und Nervenbotenstoffe

Das zweite Modell greift auf die modernen neurologischen Erkenntnisse über die Funktionen der Nervenbotenstoffe (Endorphine) zurück, um die gesundheitsfördernde Wirkung der Matte zu erklären.

Die Behandlungen mit der Akupressurmatte regen nachweisbar die Freisetzung von Endorphinen und Oxytocin an. Dies sind die körpereigenen Wohlfühl-Hormone. Diese Hormone reduzieren Stress und Depressionen. Die rund 8820 Akupressur-Nadeln der Matte stimulieren die Akupunktur-Punkte und die Nerven entlang der Wirbelsäule. Auf diese Weise führen sie schnell zur Entspannung, und ein Glücksgefühl breitet sich aus.

Durch Impulse, die über das Knochenmark in das Gehirn führen, werden dort schließlich Glückshormone wie Endorphine und Oxytocine sowie andere Signalsubstanzen und Hormone freigesetzt. Die Selbstheilungskräfte im ganzen Körper können sofort in Aktion treten. Die Folgen sind eine rasche Muskelentspannung, Stressabbau sowie eine verbesserte Arbeit des Nervensystems.

Nach etwa 10–15 Minuten fließen verstärkt Peptid-Hormone durch unseren Körper. Bereits fünf Minuten später spüren wir eine deutliche Minderung von Schmerz und Stress. Nach insgesamt 25 bis 40 Minuten wird die Schmerzlinderung noch deutlicher, und auch die Fähigkeit zu Aktivität nimmt spürbar zu. Dr. Anders Ehnberg, Allgemeinmediziner und selbst Nutzer der Matte, beschreibt die Anwendung so:

«Die Yantramatte gibt einem eine angenehme Zeit der Entspannung für Körper und Seele. Am Anfang kann es als etwas schmerzhaft erlebt werden, aber nach einer Weile breitet sich eine angenehme Wärme im ganzen Körper aus. Nach der Ruhepause auf der Matte fühle ich mich frisch und voller Energie.»[29]

Verantwortlich für das Entstehen dieses Glücksgefühls sind die Endorphine, das sind Nervenbotenstoffe, die der Körper in Extremsituationen selbst produziert. Sie wirken schmerzhemmend, beruhigend und angstlösend, verschaffen eine wohlig-glückliche Stimmung bis zu Ekstase, regen den Schlaf an und erhöhen die Wahrnehmung. Damit haben sie eine vergleichbare Wirkungsweise wie körperfremde Opiate (Morphium, Heroin, Opium).

Endorphine regulieren auch Triebe und Gefühle, unterdrücken Schmerzgefühle und sind an der Steuerung von Blutdruck, Darmtätigkeit und Atmung beteiligt. Sie werden in der Hirnanhangdrüse (Hypophyse) gebildet und von dort aus in das zentrale Nervensystem ausgeschüttet.

Der Organismus produziert sie in besonderen Glücks- und Stressmomenten. Ende der 1980er Jahre konnten sie erstmals im Organismus nachgewiesen werden.

Ein Mangel an diesen Botenstoffen kann depressive Zustände hervorrufen, die mitunter bis zur Suizidgefahr führen. Nach Entbindungen beobachtet man Endorphin-Rückgänge bis 90%, was in Zusammenhang mit der «Wochenbett-Depression» gebracht wird.

In Glücksmomenten schüttet der Organismus Endorphine aus, die einen körpereigenen «Kick» auslösen können. So wird von Sportlern berichtet, dass sie z.B. nach einem anstrengenden Lauf zwar erschöpft, sich aber auch regelrecht «high» fühlen, was auf den hohen Endorphin-Spiegel zurückzuführen ist.[30]

Endorphine regeln Empfindungen wie Schmerz bzw. Schmerzunempfindlichkeit (Analgesie) und Hunger. Sie stehen in Verbindung mit der Produktion von Sexualhormonen und werden mitverantwortlich gemacht für die Entstehung von Euphorie. Das Endorphinsystem wird unter anderem in Notfallsituationen aktiviert. Bisher nahm man an, dass die Endorphinausschüttung der Grund sei, warum manche schwer verletzte

Menschen zunächst keine Schmerzen verspüren. Neuere Erkenntnisse weisen darauf hin, dass diese Erkenntnis zwar nicht falsch, aber doch um Einiges komplizierter und noch nicht bis ins letzte erforscht ist.[31]

Bestimmte körperliche Anstrengungen (siehe Runner's High) und Schmerzerfahrungen können offenbar durch die Ausschüttung von Endorphinen ein Glücksempfinden hervorrufen.[32] Diese Wirkung ist inzwischen medizinisch anerkannt, wenn auch individuell höchst unterschiedlich erlebt.[33]

Opioidrezeptoren für Endorphine und Opiate finden sich beispielsweise in der grauen Substanz des Rückenmarks. Weiterhin sind sie auch an vegetativen Synapsen und anderen Gehirnbereichen zu finden. Selbst in den Gelenken gibt es offenbar Opioidrezeptoren.

Im Rückenmark wird bei Erregung der Endorphinrezeptoren ein Schmerzreiz unterdrückt.[34]

Wunderstoff Oxytocin

Oxytocin gilt als «Glückshormon» mit offenbar entscheidender Bedeutung für Partnerbindung, Vertrauen, soziale Nähe, Stressverträglichkeit und Angstabbau. Wenn die Akupressurmatte in der Lage ist, die Oxytocinproduktion im Organismus zu erhöhen, so erklärt sich damit ihre entspannungsfördernde und Angst lösende Wirkung. Zugleich öffnen sich völlig neue Wege, mit ihrer Hilfe soziale Störungen im zwischenmenschlichen Bereich günstig zu beeinflussen, wie sie z. B. bei krankhaft Schüchternen oder bei Menschen mit schweren traumatischen Störungen auftreten. Dazu gibt es bereits interessante Forschungsergebnisse, über die hier näher berichtet werden soll. Allerdings setzten die Forscher bei ihren Versuchen nicht die Akupunkturmatte ein, um den Oxytocinausstoß zu fördern, sondern ein bisher nur sehr kurzfristig wirksames Nasenspray. Deshalb lassen diese Forschungsergebnisse nur bedingt Aussagen über Erfolge mit einer längerfristigen Oxytocinbehandlung zu.

Der Botenstoff soll den Patienten die Angst voreinander nehmen und das Vertrauen zueinander fördern. «Oxytocin heilt nicht, aber es verringert in sozialen Situationen Angst und Stress», sagt Studienleiter Markus Heinrichs, Psychologie-Professor an der Universität Freiburg.

Schon im Jahr 1953 gelang es dem US-Chemiker Vincent du Vigneaud, das Hormon erstmals künstlich herzustellen, das als Botenstoff zwischen Nervenzellen dient. Dafür erhielt der Forscher zwei Jahre später den Nobelpreis für Chemie.

Das Interesse an der Substanz, die in der Hirnanhangdrüse gebildet wird, beschränkte sich anfangs auf die rein körperliche Wirkung. Studien hatten schon im frühen 20. Jahrhundert gezeigt, dass einer der in dem Sekret enthaltenen Stoffe die Zusammenziehung der Gebärmutter auslöst und so die Wehen einleitet.

Dieser Stoff war Oxytocin. Das Hormon fand schon in den 1960er Jahren den Weg auf den Arzneimittelmarkt, nachdem sich herausstellte, dass es auch den Milchaustritt aus der Mutterbrust anregt.

Der eigentliche Durchbruch kam im Jahr 2005. Forscher an der Universität Trier fanden heraus, dass Probanden nach der Gabe von Oxytocin mehr Vertrauen zu Fremden fassen und ihnen großzügiger Kredite gewähren. Sie konnten auch zeigen, dass Menschen unter dem Einfluss der Substanz selbst nach einem Vertrauensbruch die Zuversicht in andere nicht verlieren.[35]

Etliche Studien haben inzwischen die Rolle des Hormons für die menschliche Psyche bestätigt. Oxytocin wird im Gehirn der Mutter vermehrt bei der Geburt des Kindes und erneut beim Saugen des Babys an der Brust ausgeschüttet.

Diese Hormonschübe, so glauben Forscher, prägen die Mutter-Kind-Beziehung wesentlich mit. «Stillen bietet nicht nur Nahrungsvorteile für das Baby, sondern es schafft eine besondere Form von Nähe», sagt Heinrichs. «Das verstärkt die Bindung auf biologischer Ebene.»

Dieses Hormon intensiviert auch andere zwischenmenschliche Beziehungen. Bei angenehmem Körperkontakt wie etwa Zärtlichkeiten wird es verstärkt gebildet. Auf Rekordwerte schnellt die Konzentration beim Orgasmus. «Oxytocin ist an allen Prozessen beteiligt, die im weitesten Sinne der Fortpflanzung und dem Arterhalt dienen», sagt Heinrichs.

Im Gehirn hemmt das Hormon Angstreaktionen, wie eine Studie der Universität Gießen 2005 zeigte.

Sprühten die Forscher den Teilnehmern Oxytocin in die Nase, so reagierten diese schwächer auf Bilder von zornigen oder furchterfüllten Gesichtern. Indem das Hormon Ängste dämpft, die mit sozialen

Situationen verbunden sind, fördert es die Offenheit dafür, menschliche Kontakte zuzulassen.

Bei solchen Ergebnissen verwundert es nicht, dass Oxytocin zunehmend in das Blickfeld der Psychologen und Mediziner rückt. Weltweit loten rund ein Dutzend Arbeitsgruppen derzeit das therapeutische Potential des Stoffes aus. Dabei richten sie ihr Augenmerk vor allem auf die Behandlung sozialer Phobien.

Die Schwierigkeit, mit der die Forscher zu kämpfen haben, liegt bisher darin, dass Oxytocin als Nasenspray nur wenige Stunden lang wirkt. Die Akupresssurmatte könnte dieses Problem möglicherweise lösen, da ihre Oxytocin fördernde Wirkung sehr viel länger anhält. Forschungen hierzu wären wünschenswert.

Headsche Zonen

Hautgebiete mit Verbindung zu inneren Organen

Ein ganz anderes Modell, um die Heilwirkung der Akupressurmatte zu erklären, greift auf die bestehende Reflexwirkung zwischen bestimmten Hautbereichen und inneren Organen zurück. Experten nennen diese Hautgebiete Headsche Zonen, benannt nach ihrem Entdecker, dem britischen Neurologen Dr. Sir Henry Head (1861–1940). Erklären lässt sich der Zusammenhang zwischen Hautbereichen und bestimmten Organen durch die frühe embryonale Entwicklung im Mutterleib.

Die Headschen Zonen befinden sich überwiegend an den Hautflächen des Oberkörper- und Rückenbereichs. Dies sind Hautgebiete (Segmente), die sich quer entlang der Wirbel in auslaufenden Bahnen über den gesamten Körper erstrecken. Die wichtigsten Zonen liegen innerhalb dieser Bereiche am Rücken und Oberkörper sowie im Schulter- und Lendenbereich. Headsche Zonen und deren Organe können in Form einer Reflexzonenmassage stimuliert werden.

Eigenschaften der Headschen Zonen

Headsche Zonen weisen eine reflektorische Verbindung zu inneren Organen auf. In diesem Zusammenhang wird häufig vom «Übertragenen

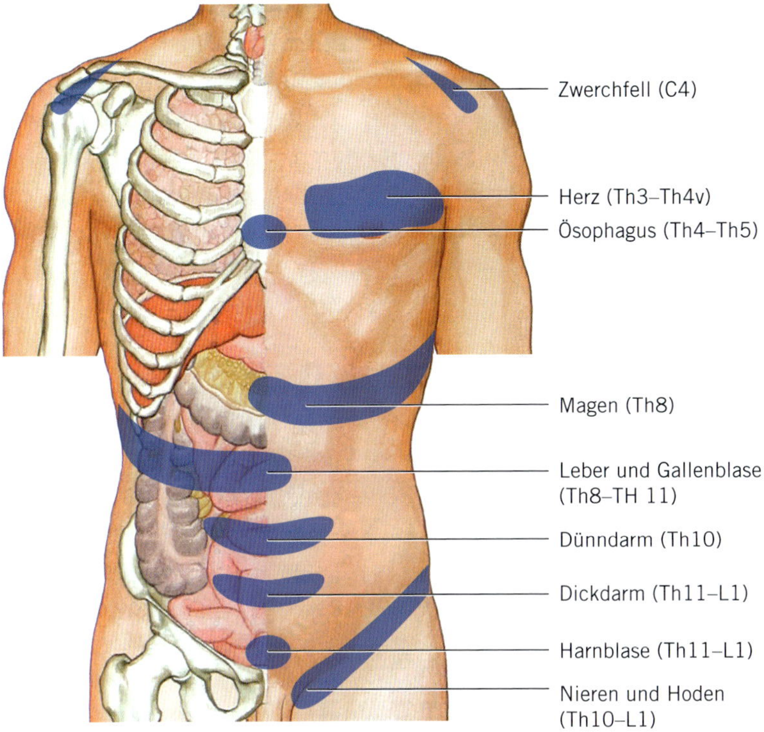

Abbildung: Headsche Zonen

Schmerz» gesprochen. Das bedeutet: Beschwerden oder «Schmerzen» an inneren Organen können sich in den entsprechenden Hautgebieten der Headschen Zone zeigen. Umgekehrt kann man durch Stimulation dieser Zonen auch das Organ günstig beeinflussen.

Die Existenz und die Wirkungsweise der Headschen Zonen ist wissenschaftlich belegt.[36] Die Schmerzübertragung folgt teilweise dem gleichen Verlauf von Nervenbahnen der Hautnerven und Eingeweidenerven, welche sich im Spinalnerv der Wirbelsäule treffen.[37]

Headsche Zonen
als Grundlage für die Behandlung mit der Akupunkturmatte

Die Entdeckung der Headschen Zonen durch den britischen Neurologen Henry Head machte die Entwicklung der Reflexzonenmassage und der Fußreflexzonenmassage erst möglich. Die Reflexzonenbehandlung versucht, innere Organe anzuregen und damit verbundene Erkrankungen durch die Stimulation bestimmter Hautzonen zu bessern. Den gleichen Weg geht die Therapie mit der Akupunkturmatte, indem sie bestimmte Hautgebiete stimuliert.[38]

Vergleichbare Reiztherapien: Wie sie wirken

In diesem Kapitel geht es darum, einen Blick auf andere Reiztherapien aus der Naturheilkunst zu werfen. Worauf beruht deren Wirkung? Worin unterscheidet sie sich im Vergleich zur Akupressurmatte? Dabei werden sich verblüffende Ähnlichkeiten zeigen, die helfen, die heilende Kraft der Akupressurmatte besser zu verstehen.

Ausleitungs- und Reizbehandlungen: Heilungsimpulse

Ableitende und ausleitende Verfahren haben in der Naturheilkunde ihren festen Platz. Ursprünglich gehen sie auf den griechischen Arzt Hypokrates (um 460 bis 370 v. Chr.) zurück, der Gesundheit auf die richtige Mischung der Körpersäfte zurückführte. Krankheit war folglich eine schlechte Mischung von Blut, Galle, Lymphe und Schleim.

«Schlechte Säfte» sammeln sich durch vielerlei Ursachen im menschlichen Körper, unter anderem durch Genussmittel wie Kaffee, Nikotin, Alkohol, durch einseitige Ernährung, inzwischen aber vor allem durch Schadstoffe aus der Nahrung und aus dem Lebensraum. Eine Funktionsschwäche innerer Organe, z.B. von Nieren, Leber, Haut, Lunge oder Darm, kann ebenso wie Stress mögliche Ursache von Erkrankungen sein.

Äußerliche Ab- und Ausleitungsverfahren helfen, lokale Stauungen im Blut und Lymphsystem zu beseitigen, indem sie schädliche Stoffwechselendprodukte und Giftstoffe ausleiten. Darüber hinaus wird durch das Setzen von Hautreizen das Abwehrsystem stimuliert und damit der Organismus zur Umorientierung angeregt. Durch das Ausleiten über die Haut verbessert sich der Bindegewebsstoffwechsel. Zugleich kommt es verstärkt zu einer Ausscheidung von schmerz- und entzündungsverursachenden Stoffen.

Dabei wird die bestehende Verbindung mit inneren Organen (Head-sche Zonen) genutzt. Über die Wirkung auf Reflexpunkte und Reflexzonen der Haut gelingt es, die inneren Organe positiv zu beeinflussen.

Reiztherapien regen den Körper zur Selbsthilfe an. Ziel ist, die gestörten Funktionen dadurch wieder ins Gleichgewicht zu bringen. Das Immunsystem soll so in die Lage versetzt werden, krank machenden Einflüssen Widerstand zu leisten und Krankheiten abzuwehren.

«Wo die Natur einen Schmerz erzeugt, da hat sie schädliche Stoffe angesiedelt und will sie ausleiten» hat schon Paracelsus (1493–1541) erkannt.

Die wichtigsten Ausleitungs- und Reiztherapien

Die *Akupunktur* ist diejenige Reiztherapie, die entscheidend hilft, die Wirkungsweise der Akupressurmatte zu verstehen. Deshalb sollen die wichtigsten Grundsätze, nach dem die chinesische Akupunktur funktioniert, hier näher dargestellt werden.

Gesund durch Nadelstiche

Seit den 70er Jahren ist die Akupunktur in der westlichen Welt einer breiteren Öffentlichkeit bekannt. Doch schon seit rund 3000 Jahren schätzt man die Therapie mit den Nadeln in China als wirksame Hilfe bei Schmerzen, funktionellen und seelischen Erkrankungen sowie zur Harmonisierung des Immunsystems. Inzwischen hat auch die westliche Schulmedizin die sanfte Heilkraft der traditionellen chinesischen Methode entdeckt und in ihr Behandlungsspektrum aufgenommen. Bei vielen Beschwerden ist die Akupunktur heute als Therapie anerkannt. Oft wird sie mit anderen Therapien kombiniert. Wie es mit den winzigen Akupunkturnadeln gelingt, Migräne oder Allergien zu lindern oder gar bei Lähmungen zu helfen, erforschen Wissenschafter weltweit.

Der Begriff Akupunktur leitet sich ab von lat. acus = Nadel und pungere = stechen. Zugrunde liegt der chinesischen Akupunkturlehre ein Menschenbild, das sich von unserem naturwissenschaftlich geprägten Verständnis stark unterscheidet: Für die westliche Medizin ist Gesundheit messbar. Sie spiegelt sich etwa im Cholesterinwert, im Blutdruck, im EKG wider. Aus chinesischer Sicht wird Gesundheit von der Lebensenergie Chi bestimmt, die auf Energiebahnen, den Meridianen, durch den Körper strömt und an mehr als 700 Punkten die Hautoberfläche berührt. Fließt die Chi-Energie harmonisch, ist der Mensch gesund. Krankheit und Schmerz sind dagegen Ausdruck von Disharmonien, Blockaden, Stauungen im Chi-Fluss. Sie können durch äußere oder innere Einflüsse wie Kälte, Wärme, falsche Ernährung, aber auch psychische Faktoren entstehen.

Die Selbstheilung anregen

Das Ziel aller therapeutischen Maßnahmen in der Chinesischen Medizin, also auch der Akupunktur, ist es, die gestörten Energien wieder zum Fließen zu bringen: Die auf den Meridianen liegenden Akupunkturpunkte werden mittels feinster Nadeln angeregt. Der ins Stocken geratene Energiestrom wird so behutsam reguliert. Jeder dieser Punkte steht in Verbindung mit einem bestimmten Organ oder Organkreis und hat eine genau bestimmte Heilwirkung. Die Behandlung erfolgt indirekt über Außenstellen auf der Haut, die Akupunkturpunkte. Deren Reflexwirkung balanciert die Energie der Organe aus und regt sie zur Selbstheilung an. Eine Fülle von funktionellen Erkrankungen, bei denen also noch kein dauerhafter Organschaden vorliegt, kann auf diese Weise erfolgreich behandelt werden. Schädliche Nebenwirkungen, wie sie medikamentöse Therapien oft begleiten, treten bei richtiger Anwendung der Akupunktur nicht auf.

Die Akupunktur lässt sich mit allen klassischen Naturheilverfahren und vielen schulmedizinischen Therapien kombinieren.

Die *Baunscheidtbehandlung* wurde – wie so viele andere Naturheilverfahren (auch die Akupressurmatte) – von einem Außenseiter entwickelt. Und, wie so oft, war es so auch bei ihrem Erfinder, Ingenieur Carl

Baunscheidt, den sein eigenes Leiden zu seiner Heilidee verhalf. Von Gicht und rheumatischen Schmerzen der rechten Hand geplagt, saß Baunscheidt an einem Sommerabend des Jahres 1848 in seinem Garten. Nachdem ein Mückenschwarm ihm seine kranke Hand zerstochen hatte, bildeten sich Pusteln auf der Hand, was zunächst nicht verwunderlich erschien. Weit mehr erstaunte ihn, dass am darauffolgenden Morgen seine rheumatischen Schmerzen verschwunden waren. Baunscheidts Idee bestand nun darin, diese Mückenstiche nachzuahmen. So entwickelte er ein entsprechendes Nadelgerät und ein Hautreiz-Öl.

Das Baunscheidtieren ist ein ausleitendes Heilverfahren, mit dessen Hilfe es zu einer Verbesserung der Durchblutung und zur Ausscheidung von Giftstoffen über die Haut kommt. Neben der durchblutungs- und lymphanregenden Wirkung stärkt es die Immunabwehr. Die inneren Organe werden aktiviert, wodurch eine allgemeine Kräftigung eintritt.

Mit Hilfe des Baunscheidt-Geräts wird die Hautoberfläche leicht angeritzt und mit dem Hautreizöl eingerieben. Im behandelten Bereich bilden sich kleine Quaddeln, begleitet von Wärmegefühl, Kribbeln und Jucken. Diese Symptome verschwinden nach kurzer Zeit von allein wieder.

Anwendung findet das Baunscheidtverfahren z. B. bei Hals-Nasen-Ohren-Erkrankungen, Bronchitis, Beschwerden der Hals-, Brust- und Lendenwirbelsäule, bei Erkrankungen innerer Organe und rheumatischen Beschwerden.

Die *Honigmassage* ist ein weiteres Naturheilverfahren und ein altes Volksheilmittel zur Entschlackung und Entgiftung. Sie bringt den Energiefluss des Körpers ins Gleichgewicht und wirkt günstig auf das Nerven- und Immunsystem.

Während der Honigmassage werden Schlacken und Giftstoffe aus dem Gewebe herausgezogen, welche sich als gelblich-graue, klebrige Absonderung zeigen. Die Honigmassage hilft besonders bei den typischen Zivilisationskrankheiten, z. B. Allergien, Kopfschmerzen, rheumatischen Beschwerden, nervöser Unruhe und vielen weiteren Erkrankungen. Zugleich verbessert sie das Allgemeinbefinden, die Hautbeschaffenheit und die Durchblutung.

Über die Reflexzonen des Rückens werden dabei alle Organe positiv beeinflusst. Der gesamte Organismus wird gereinigt, eigene Selbstheilungskräfte werden aktiviert und gestärkt. Außerdem gelangen die wertvollen, antibakteriell wirkenden Inhaltsstoffe des Honigs durch das Einmassieren in den Organismus.[39]

Alle hier dargestellten Reiz- und Ausleitungstherapien unterscheiden sich in ihrer Wirkungsweise von der Akupressurmatte. Und doch fallen immer wieder verblüffende Gemeinsamkeiten auf, die eine verbindende Klammer zwischen diesen Naturheilmethoden bilden.

Wissenschaftliche Untersuchungen und Tests zur Akupressurmatte

Eine beachtliche Zahl wissenschaftlicher Untersuchungen belegt inzwischen die heilende Wirkung der Akupressurmatte bei den unterschiedlichsten Erkrankungen. In diesem Kapitel erhalten Sie einen Überblick über die wichtigsten Veröffentlichungen.

Pilotstudie aus den USA

Eine erste US-Pilotstudie, durchgeführt im Jahre 1995 durch das Holistic Health Center in Carrboro (später Hilsborough), kam es bei der Anwendung der Akupressurmatte zu durchweg positiven Ergebnissen. Teilnehmer an der Studie waren 200 ausgesuchte Testpersonen mit unterschiedlichsten Krankheiten wie z.B. Mangel an Energie, Stimmungsschwankungen, Schlaflosigkeit, Impotenz, Asthma, Krampfadern, Hypoglykämie (zu niedriger Blutzuckerspiegel), Hautprobleme, Entzündungen, Gewichtsprobleme, schneller Herzschlag, Nasen-oder Nasennebenhöhlenleiden, Angststörungen oder Panikattacken, Allergien.

126 Personen beantworteten den Fragebogen. Fünf der häufigsten Fragen bezogen sich auf Stress, Schmerzen, Muskelkrämpfe, Stimmungsschwankungen und Schlaflosigkeit. Von den 126 Probanden meldeten 98% Schmerzlinderung zurück. 96% berichteten über Entspannung, 94% über eine Verbesserung der Schlafqualität und 81% über eine Zunahme auf der Energie-Ebene. Etwa die Hälfte der Patienten mit Allergie-Problemen berichtete über eine Verbesserung ihrer Symptome.

Neue Studie der Universität Essen-Duisburg bestätigt Wirkung der Akupressurmatte bei chronischen Nacken- und Rückenschmerzen

Eine 2012 an der Universität Essen-Duisburg durchgeführte Studie ging der Frage nach, ob die Nadelmatte chronische Nacken- und Rückenbeschwerden beeinflussen kann. 40 Patienten mit chronischen Nackenbeschwerden und 42 mit chronischen Rückenbeschwerden behandelte man mit der Akupressurmatte.

Das Ergebnis: Die Nadelmatte erwies sich als wirksames Mittel, um chronische Nacken- und Rückenschmerzen zu bessern. Die Forscher führen die Wirkung letztlich auf einen Einfluss auf das Schmerzsteuerungssystem zurück. Einen besonderen Vorteil des Geräts sehen sie darin, dass es leicht und sicher benutzbar ist und keinen Therapeuten erfordert.[40] Untersucht wurde, ob die Behandlung mit einer Nadel-Stimulationsmatte Schmerzempfindungen bei Patienten mit chronischen Nacken- und Rückenbeschwerden verändert. Die Versuchsteilnehmer wurden in einer randomisierten Doppelblindstudie 14 Tage lang behandelt.

Eine schwedische Studie der Universität Karlstadt

Bei einem Kongress im März 2011 in Stockholm (Schweden) präsentierten Forscherinnen eine Studie der Universität Karlstadt (Schweden) zum Thema «Behandlung mit der Spikematte bei Muskelschmerzen».[41]

Die Autorinnen Anette Kjellgren (Expertin in der Wirkung von Hormonen auf den Organismus) und Lena Werngren (Professorin an der Klinik Landstinget in Värmland und Schmerztherapieexpertin) fanden in dieser Untersuchung folgendes Ergebnis heraus:

Nach Anwendung der Mysa-Spikematte 15 Minuten täglich über drei Wochen konnte eine «bedeutende Reduzierung der Schmerzempfindung bei akuten Beschwerden ohne jeden schädlichen Nebeneffekt» festgestellt werden.

Die Testpersonen mit einem Durchschnittsalter von 54 Jahren litten alle unter Rücken-und Nackenschmerzen seit durchschnittlich 16 Jahren und wurden schon erfolglos mit Schmerzmitteln behandelt.

Nach der dreiwöchigen Anwendung der Akupressurmatte waren die Testpersonen «sehr begeistert», sie berichteten über «mehr Energie», «besseren Schlaf» und fühlten sich «im Allgemeinen besser».

Weitere Forschungsergebnisse aus den letzten Jahrzehnten

In den USA und der Sowjetunion führten Forscher in den vergangenen Jahrzehnten eine Reihe von Untersuchungen über die Wirkungsweise von Spikematten durch. Vor allem auf die aus der früheren Sowjetunion stammenden Forschungsergebnisse soll hier hingewiesen werden, da die Fachliteratur hierzu in den westlichen Ländern nur eingeschränkt verfügbar ist.

Verschiedene medizinische Forschungsinstitute in Moskau untersuchten bereits in den 1980er Jahren die Wirkung des Iplikators (ein Vorläufer der heutigen Akupressurmatte). Sie fanden bemerkenswerte Heilungserfolge bestätigt. Hier sind einige Beispiele:

Das Staatliche Institut für Experimentelle Chirurgie in Moskau führte 1982 eine 750 Behandlungen umfassende Studie mit dem Gerät an 75 Patienten durch.

Die wichtigsten Ergebnisse:

- Schmerz und Steifheitsgefühl verbesserten sich bei allen Patienten mit Gelenkentzündungen (Osteochondritis).
- Die Funktion der Atemwege verbesserte sich bei allen Patienten mit Erkrankungen der Bronchien und Lungen.

Am Zentralen Institut für Traumatologie und Orthopädie in Moskau fand 1983 eine 1500 Anwendungen an 176 Patienten umfassende Untersuchung mit dem Iplikator statt.

Die Ergebnisse:

- Hoch reproduzierbare Schmerzerleichterung bei Patienten mit komplizierten Knochenbrüchen der oberen und unteren Extremitäten und mit Gehirnerschütterungen (Concussionen).
- Deutliche Besserungen der Sehfähigkeit (Nachlassen von Doppelt-Sehen, Nachlassen von Verschwommen-Sehen und Steigerung der Sehschärfe.
- Keine schädlichen Nebenwirkungen werden berichtet.

Das Staatliche Institut für Neurochirurgie in Moskau behandelte 30 Patienten mit insgesamt 1000 Anwendungen.

Die Ergebnisse:

- Eine Besserung während der akuten Phase verschiedener neurologischer Erkrankungen erwies sich als länger andauernd als bei einer Behandlung mit medikamentösen Methoden.
- Für die Autoren liegt der Schluss nahe, dass die Wirkung des Geräts auf einer Verbesserung der Blutversorgung des krankhaft veränderten Gehirns beruht.

Speziell stellten die Forscher bei ihren Probanden einen erhöhten Sauerstoffverbrauch und entsprechend hohe CO^2 Abgaben bei intensiven körperlichen Ausdauerübungen unter Einfluss des Geräts fest. Auch fanden sie auf Kirlian-Aufnahmen nach den Anwendungen eine erhöhte bioluminescente Abstrahlung, die sie auf einen verbesserten funktionalen Status ihrer Versuchspersonen zurückführten.

Die Kirlian-Fotografie ist ein 1934 in Russland entwickeltes Verfahren, das auch bei uns im Westen in der Komplemetärmedizin angewandt wird, um Einblick in den aktuell vorhandenen Energiestatus ihrer Patienten zu gewinnen. Das Verfahren ist bei uns aber noch immer umstritten. Die russischen Forscher fanden mit dieser Methode elektrische Parameter an Akupunkturpunkten, die mit den endokrinen Drüsen übereinstimmten, nachdem die Sitzung einen deutlichen Anstieg im hormonellen Status der Versuchsteilnehmer zeigte.

Eine andere Untersuchung der Staatlichen Schule für Medizin in Moskau zeigte Ergebnisse, die auf eine bessere Durchblutung des Herzmuskels durch Anwendung der Nadelmatte hindeuten. Auch fanden die Forscher heraus, dass sich Herzrhythmus-Störungen des tachisystolischen Typs (mit beschleunigter Pulsfrequenz von über 100 Schägen pro Minute) hin zu einer günstigeren, der Norm entsprechenden Systolik veränderten.[42]

Berichte von Experten und Anwendern, Pressestimmen

In Fachzeitschriften ebenso wie in allgemeinen Zeitschriften und Zeitungen gibt es seit etlichen Jahren zahlreiche, fast ausnahmslos positive Rückmeldungen über die Wirkungen der Akupressurmatte.

Ein Bett, bei dem es nicht auf Komfort ankommt

Der Journalist John Tabliabue schreibt in der New York Times vom 24. 11. 2009:

«Die Mode (die Matte zu benutzen, G.H.) hat sich in den letzten Jahren so schnell durchgesetzt, dass jetzt schon viele Schweden begeisterte Anhänger sind.

Der Ursprung der schwedischen Nagelmatte liegt im Dunkel. Aber klar ist, dass alles in den Yoga-Kreisen begann und später auf die allgemeine Bevölkerung übergriff. Eine derjenigen, die Verbreitung der Matte sorgten, ist Susanna Lindelöw, 46. Sie kaufte per Post eine in Russland hergestellte Nagelmatte in einem verzweifelten Versuch, ihre starken Rückenschmerzen zu kurieren. ‹Ich hatte schon eine Menge versucht: Massage, ich ging zu den Ärzten,› sagte Frau Lindelöw in einem Telefoninterview. Die von ihr gekaufte hatte, so erklärt sie, ‹kleine Spitzen, doch sehr viele davon. Ich lag darauf, aber es war zu schmerzhaft, deshalb versuchte ich es mit einem T-Shirt›, sagt sie.

Auftrieb gab ihr schließlich der Erfolg der Matte bei der Heilung ihrer Rückenprobleme. Frau Lindelöw hatte ein Vorführmodell aus Plastik hergestellt, und gegen Ende 2005 ging sie in die Produktion. Ihre Firma CuraComp, sagt sie, stellte rund 100.000 Matten pro Jahr her, ungefähr 4/5 davon für den Verkauf in Schweden, der Rest für den Export, einschließlich kleinerer Mengen für die Vereinigten Staaten.

Ungefähr ein Dutzend verschiedener Marken von Nagelmatten werden gegenwärtig über Internet und in Stockholmer Fittnessläden verkauft. ‹Schweden ist ein kleines Land›, sagt Frau Lindelöw. ‹Wenn irgendjemand in Stockholm sie benutzt, dann benutzt sie jeder.›

Frau Rolfsdotter-Jansson sagte, die Matten stellten ein gutes Gegenmittel gegen die Leiden und Schmerzen der Cybergeneration dar. ‹Im Allgemeinen sitzen die Schweden zu viel vorm Computer, sie gehen nicht genug spazieren, sie strengen sich nicht genug an›, erklärt sie. ‹Die Menschen finden diese Hilfen›.»[43]

Zum Fakir geworden

Der Sachbuchautor und frühere Hersteller von Nahrungsergänzungsmitteln, Dr. Rolf Ehlers, schreibt am 26.02.2010 in seinen Internet-Informationen über den Umgang mit der Stachelmatte:

«Ich bin so froh darüber, zum Fakir geworden zu sein. Ich vermute, dass jeder Mensch ähnlich wertvolle Erfahrungen damit machen kann. Von einem Tage zum anderen habe ich mich zum Fakir gewandelt und kann jetzt Sachen machen, die ich früher nur wie Wunder bestaunt habe. Seither lege ich mich jeden Tag wenigsten 15 Minuten lang auf die Nagelmatte und genieße regelrecht die Wirkung. Dabei bin ich absolut kein Masochist! Der Schmerz, den die Plastikspitzen auf der Haut vermitteln, verteilt sich aber auch so gut in der Fläche, dass er leicht zu ertragen ist.»

Speziell über die entspannende Wirkung und den Einfluss auf sein Bewusstsein berichtet Rolf Ehlers. Er teilt Erfahrungen mit, wie sie vor allem Meditierende und Yoga-Übende bestätigen:

«Schon bald, nachdem ich ruhig auf der Matte liege, fühle ich meinen Herzschlag in allen Teilen des Körpers wie ein unterschwelliges Wabern. Binnen Sekunden stellt sich eine Ruhe, Schwere und Wärme in den Armen und Händen ein, dann absteigend von der Leiste durch die großen Beinarterien in die unteren Extremitäten. Ich habe seit 1960 praktische Erfahrung mit dem Autogenen Training nach Prof. J. H. Schultz. Auf der Prana Matt überfliege ich regelrecht die einführenden Sequenzen des Autogenen Trainings. Zugleich ergibt sich im Bewusstsein eine ungewöhnlich große Klarheit, was die bedeutendste Wirkung des Liegens auf der Prana Matt ist.»[44]

Akupunkturmatte verhindert, dass Rückenschmerzen chronisch werden

Dr. Gustav J. Dobos, Professor an der Universität Duisburg-Essen, führt in einem Vortrag zum Thema «Naturheilkunde bei Rückenschmerzen» am 22. 8. 2008 bei den Kettwiger Naturheiltagen aus:

«Die Akupunktur-Matte beugt der Chronifizierung von Rückenschmerzen vor, indem sie größere Areale des Rückens gleichmäßig

stimuliert und damit gegen die einseitige Stimulation durch Fehlbelastung vorbeugt.»[45]

Professor Dobos ist Mitautor der 2012 an der Universität Essen-Duisburg durchgeführten Studie über die schmerzbefreiende Wirkung der Akupressurmatte bei Nacken- und Rückenleiden.[46]

Entspannung auf den Punkt gebracht

Die Redakteurin Anke Sörensen hat die Akupressurmatte 2009 für die Zeitschrift *Fit For Fun* getestet. Sie berichtet in ihrem Beitrag *Entspannung auf den Punkt gebracht* über ihre Erfahrungen mit der Matte.[47] Zunächst überwog da Skepsis, offenbar nicht nur bei ihr selbst, sondern auch im Kollegenkreis in der Redaktion:

«Zugegeben: Als ich die Yantramatte zum ersten Mal im Büro auspacke, bin ich skeptisch. Den Kollegen geht es genauso. ‹Was ist DAS denn?› ist noch eine gemäßigte Reaktion. Außer mir will plötzlich niemand mehr das angebliche Lifestyle-Produkt testen, einer zeigt mir sogar einen Vogel.»

Zuerst, so heißt es ihrem Bericht, seien ihr die Spitzen der Matte doch recht scharf vorgekommen. Doch schon nach einem ersten Liegeversuch vermerkt die Testerin:

«Zuhause dann mache ich den ersten Test auf dem Wohnzimmerboden und bin angenehm überrascht. Im Liegen verteilt sich der Druck der Yantramatte ganz gleichmäßig auf der Matte, ich spüre zwar den leichten Druck der Spitzen am Rücken, er ist aber kein bisschen unangenehm. Der Rücken wird schnell angenehm warm und gut durchblutet, ich entspanne mich und fühle mich schon nach zehn Minuten angenehm schläfrig.»

Nicht nur die Verspannungen in Nacken-, Rücken- und Lendenwirbelmuskulatur ließen nach, schnelleres Einschlafen war ebenfalls ein Effekt der Matte, berichtet die Redakteurin:

«Kein Wunder, dass die Yantramatte so effektiv ist. Nach zwei Tagen der Eingewöhnung mit nur 10 Minuten auf der Yantramatte nehme ich sie glatt mit ins Bett. Vor dem Einschlafen baue ich so ganz unkompliziert meine Verspannungen im Nacken und Lendenwirbelbereich ab und entspanne die Rückenmuskulatur. Nach einer guten halben

Stunde auf dem Ding habe ich gerade noch genug Energie, um sie aus dem Bett zu kicken und dann sofort tief und fest einzuschlummern.»[48]

Die Matte setzt Glückshormone frei

Jenny Pohl, Wellnessexpertin, stellt die Akupressurmatte in einem Artikel mit der Überschrift «Akupressur mit der Yantramatte» 2009 im Paracelsus Magazin vor.[49] Darin schreibt sie:

«Hilfe verspricht ein neuartiges Produkt, das bereits zehn Prozent der Schweden benutzen: Die Yantramatte ist eine Akupressurmatte, die mit bis zu 11.550 Kunststoffnägeln gleichzeitig den Rücken stimuliert. Das fördert aktiv die Durchblutung und setzt die Glückshormone Endorphin und Oxytocin frei. Die schmerzreduzierende Wirkung dieser Hormone lindert Rückenschmerzen. Gleichzeitig fördert die Matte die Entspannung und verbessert den tiefen Nachtschlaf – vor dem Zubettgehen ist also der ideale Zeitpunkt für die Anwendung. Und das scheint bestens zu funktionieren: 96,7 Prozent der schwedischen Anwender sind sehr zufrieden mit der Yantramatte. Nicht nur im privaten Gebrauch hat sie ihre Anhänger.»

Die Verfasserin weist darauf hin, dass bei der Matte eine Eingewöhnungszeit nötig ist. «Die ersten vier Tage benötigt unser Körper, um sich an das Ritual zu gewöhnen. Etwa zehn Minuten Nutzung in der Mitte des Tages sind zu empfehlen.» Ihre Tipps bezüglich der Anwendungsdauer lauten: «Innerhalb der ersten zwei Wochen sollte die Matte dann etwa 20 Minuten vor dem Zubettgehen verwendet werden, danach etwa 20 bis 40 Minuten, je nach eigenem Empfinden.»[50]

Endlich ein Negativtest!

Nach so viel Lob könnte man beinahe Zweifel bekommen, ob das alles denn mit rechten Dingen zugeht. Fast wünscht man sich einen Gegenpol herbei, einen konsequenten Neinsager. Hier ist er, der nicht namentlich genannte Autor eines Tests der Zeitschrift «Vital».[51]

Gleich zum Auftakt bekennt der Mitarbeiter der Zeitschrift, weder sich selbst noch andere gern zu quälen. Er stamme auch nicht aus einer Fakir-Familie. Sein Motiv, eine Kritik über die Matte zu schreiben, bleibt am Ende: «*Ich war bloß nicht schnell genug weg, als die Yantramatte zum Testen in der VITAL-Redaktion eintraf.*» Doch dann, nach langer Vorrede, fragt er sich:

«*Wie willst du über etwas schreiben, das du nicht ausprobiert hast? Wo auch immer diese Stimme in meinem Kopf herkommt, sie klingt unerbittlich. Also lege ich mich langsam hin. Am Oberkörper nichts als ein dünnes T-Shirt. Doch in meiner Fantasie ist es ein mittelalterliches Kettenhemd, eine kugelsichere Weste, ein… Autsch!… Mein Rücken ist übersät mit roten Flecken. Immerhin: Die Durchblutung hat das Ding angeregt. Mehr Energie, weniger Stress, gelockerte Muskeln? Fehlanzeige! Und mir ist auch schleierhaft, wie das funktionieren soll.*»

Sein Fazit: «Wer Fakir ist oder noch werden will, erwirbt mit der ‹Nagelmatte›, wie der Prospekt sie liebevoll nennt, ein absolutes Musthave.» Zu diesen Menschen zählt sich der Vital-Testautor eindeutig nicht. Warum sollte er auch? Nicht jeder muss ein Fan der Matte sein. Man braucht sie nicht einmal zur Kenntnis zu nehmen. Nur bleibt die Frage, ob jemand bei so viel Unkenntnis ausgerechnet einen Testbericht über die Akupressurmatte schreiben sollte.

Erfahrungen aus der Praxis

Diplom-Masseurin A.-L. U.[52] gibt Einblick in ihre beruflichen Erfahrungen im Umgang mit der Matte:

«*Der Akupressur-Effekt der Yantramatte ist ohne Zweifel stark spürbar und ich arbeite damit in der Behandlung und auch in der Prophylaxe. Wenn man so viele Akupressurpunkte gleichzeitig durch das eigene Körpergewicht aktiviert, ist der Effekt sehr stark. Die Akupressur-Nägel sind auf der gesamten Matte exakt gleich verteilt, so dass kein punktueller Schmerz bzw. Reiz entsteht, die Anwender aber in sehr kurzer Zeit tiefe Entspannung finden. Ich behandle mit Hilfe der Traditionellen Chinesischen Medizin. Das Chakra, das durch das Rückgrat dargestellt wird, wird jedes Mal positiv beeinflusst und das hilft enorm. Ich habe viele Freunde und Kunden, die die Matte regelmäßig anwenden, und es werden immer mehr.*»[53]

Heilungsbeispiele

In diesem Kapitel erhalten Sie einen Überblick über Heilungsberichte zur Wirkung der Akupressurmatte. Ein Teil dieser Beispiele stammt aus der Fachliteratur und aus eigenen Testergebnissen des «*Arbeitskreis: gesund leben*». Ein anderer Teil der hier wiedergegebenen Erfahrungsberichte ist im Internet veröffentlicht. Die Verlässlichkeit der Quellen dort kann nicht in jedem Fall nachgeprüft werden. Denkbar ist, dass in einzelnen Fällen Verkaufsinteressen mitgewirkt haben.

Doch insgesamt vermitteln die Berichte ein rundum erfrischend lebendiges Bild von den unterschiedlichsten Anwendungsmöglichkeiten der Matte.

Die US-Neurologin Dr. Zilberter berichtet über ihren ersten von inzwischen weiteren acht weiteren Fällen, in denen es gelang, Potenzstörungen durch Behandlung mit der Akupressurmatte zu beseitigen:[54]

Potenzstörungen

Michael, 72 Jahre: «Ich habe das Gerät wegen meiner Nacken- und Schulterschmerzen nach einem Autounfall benutzt. Es hat mir gut geholfen. Nach zwei Monaten Anwendung hatte ich meine Schlaflosigkeit ganz vergessen und – gegen jede Erwartung – war meine seit fünf Jahren bestehende Impotenz verschwunden!»

Muskel-, Rücken- und Gelenkschmerzen

Carolyn S., Hillsborough, NC, 51 Jahre alt, Profi-Tennisspielerin. Der Grund für die Anwendung der Therapie: Muskel-, Rücken- und Gelenkschmerzen infolge eines beruflich bedingten wiederkehrenden Traumas. Chiropraktik, alle Arten von Massage-Therapien, Yoga und Akupunktur hatten keinen Erfolg gebracht.

Verträglichkeit: Carolyn hatte von der allerersten Behandlung an keinerlei Probleme mit der Anwendung, ebenso ihre 9 und 14 Jahre alten Kinder.

Reaktion nach der ersten Anwendung: Lockerung der Muskeln, Schläfrigkeit.

Reaktion nach drei Wochen Anwendung: Linderung der Rücken-und Krampfprobleme, Stressreduktion.

Kommentar: Carolyn beschreibt ihre Beziehung zu dem Gerät als gutartige Sucht. Sie wurde ein Anhänger der Methode und überzeugte ihren Mann, einen Medizinprofessor, sie zu erproben und später seinen Patienten zu empfehlen.

Schilddrüsenprobleme, Tachykardie (übermäßig beschleunigte Herztätigkeit)

Yadviga D., Chapel Hill, NC, 41 Jahre alt. Grund für die Anwendung der Therapie: Schilddrüsenprobleme, Tachykardie (Beschleunigung der Herztätigkeit auf über 100 Schläge pro Minute, G.H.), morgendliches Krankheitsgefühl und Energiemangel.

Verträglichkeit: Sie hatte von der allerersten Reaktion nach der ersten Anwendung an keine Probleme. Der Puls verlangsamte sich nach ungefähr 30 Minuten auf der Matte. Reaktion nach drei Wochen Gebrauch: Energiesteigerung am Morgen, Verringerung der Pulsfrequenz jedesmal, wenn Tachykardie auftrat.

Osteochondrose (Verschleißerkrankung der Wirbelsäule)

Paula, 70 Jahre. Nach den ersten Anwendungen berichtet sie über eine deutlich stärkere Schmerzerleichterung als bei Einnahme von Schmerzmitteln. Ihr Schlaf hat sich verbessert.

Parkinson

Zatyana, 74, leidet unter Parkinson. Nach 6 Wochen sind die Nebenwirkungen von Levodopa (das ist ein Medikament gegen Parkinson, G.H.) abhängig vom Einnahmezeitpunkt – 30 Minuten vor und nach der nächsten Tablette – verringert. Das Schütteln, die Steifheit und die Angstzustände sind zurückgegangen.

Hypoglykämie (Unterzuckerung)

Susan, 42 Jahre, leidet unter Hypoglykämie (Unterzuckerung). Sie berichtet über die Behebung von Heißhungerattacken und Zitteranfällen, welche in Zusammenhang mit zu niedrigem Blutzuckerspiegel auftraten.

Allergien, Nasenverstopfungen

Constance, 47 Jahre, leidet unter Allergien. Sie berichtet, dass sich bei ihr schon während der ersten und den weiteren Anwendungen Nasenverstopfungen gelöst haben.

Rückenprobleme

Bill (51), Steve (33), Jim (50), Pam (20), Ludmilla (60), Elfriede (50+), Ingrid (60), Helen (55) leiden unter Rückenproblemen. Sie und viele andere berichten als kurzfristige Reaktion über ein deutliches Nachlassen von Schmerz und Steifheit. Langzeitwirkungen waren in einigen Fällen erleichternde Reaktionen auf chiropraktische Behandlungen.

Sport & Fitness

Sonny, 57, professioneller Senior-Bodybuilder: Der Körperfett-Anteil sank von 18,6 % auf 7,5 % während einer sechsmonatigen Anwendungsdauer. Die Muskelmasse wuchs an. Er berichtet über nachlassendes Heißhungergefühl.

Muskelschmerzen und Krämpfe

Mitglieder einer Tanz-Company, 15 Frauen, ca. 20 Jahre, berichten über vollständig verschwundene Muskelkrämpfe und Gelenkschmerzen.

Entzündliches Beckenleiden

Victoria, 35, leidet unter einer Beckenentzündung. Nach drei Tagen berichtete sie über ein vollständiges Verschwinden von Entzündung, Fieber und Schmerzen. Der Besuch beim Arzt nach weiteren zwei Tagen Behandlung zeigte keinerlei Anzeichen der Krankheit mehr.

Nachtschweiß

Hannibal, 70, hatte eine Herzattacke, nach der er sich dauerhaft schwach fühlte, begleitet von Schwitzen, besonders stark nachts. Von der ersten Anwendung mit der Akupressurmatte an trat das nächtliche Schwitzen niemals mehr auf.

Fibromyalgie

Sandy, um Mitte 30, erhielt ein Jahr zuvor die Diagnose Fibromyalgie. Besonders litt sie unter Muskelschmerzen nachts, die sie hinderten, ruhebringend zu schlafen. Sie schlief gut schon in der allerersten Nacht, als sie mehrere Stunden lang die Anwendung mit der Akupressurmatte durchführte.

Depression

Silke, Sekretärin an der Duke Universität, um 40, litt unter Depressionen. Wegen des Schweregrads ihrer Erkrankung stellte sich schon die Frage, ob sie dauerhaft dienstunfähig sei. Die Anwendungen mit der Matte begannen, ihr schrittweise zu helfen. Möglicherweise gelang es ihr dadurch, sich besser zu konzentrieren und zu arbeiten.

Asthma

Andrew, um 60, Michael, 13: Deutliches Nachlassen der Asthma-Symptome schon nach der ersten Anwendung. Andrew war in der Lage, im Bett zu schlafen anstatt im Lehnstuhl. Michael war nach sechs Monaten Anwendung der Matte von seiner Krankheit befreit.

Allgemeine Fitness

76 Jahre altes Ehepaar: «Wir nutzen das Gerät regelmäßig neben unseren Spaziergängen, Übungen und Diät mit Vitaminen und Mineralien. Es entspannt und stimuliert Endorphine…»

Muskelsteifheit, Schlaflosigkeit

O. M., Rechtsanwalt, Tennisspieler und ehemaliger Wettkampfschwimmer: «Nachdem ich das Gerät das fünfte Mal benutzt habe, haben sich die Zeitabschnitte, in denen ich mich unwohl fühle, dramatisch verkürzt. Für diejenigen, die morgens unter Muskelsteifheit leiden, ist es großartig. Es ist ebenso großartig bei Schlaflosigkeit, belebt den Geist und entspannt den Körper.

Ich war ein zweifelnder Thomas. Aber das Gerät ist ein äußerst effektiver, wirksamer Muskelentspanner. Es hat meine morgendliche Rückensteifheit beseitigt, und die Kraft kehrt in die Muskeln zurück. Ich habe es zwei mal benutzt, wenn ich Mühe hatte, zu schlafen, und es entspannte mich bis zum Ende meines Schlafs. Wie seltsam etwas auf so einfache Weise so gut funktioniert.»

Sehnenentzündung, Kopfschmerzen, Nebenhöhlenbeschwerden, Rückenprobleme

Paul, Psychologe: «Ich habe das Gerät... zur Behandlung von Sehnenentzündung und Kopfschmerzen einschließlich Nebenhöhlenbeschwerden benutzt. Fabelhafte Ergebnisse! Die Kombination von Massagetherapie und Matte ist das Einzige, was aktuell meinem unteren Rücken geholfen hat. Ich kann wieder auf Pferden reiten und zwar besser, als ich es als Teenager konnte. (Dabei habe jetzt die 50 überschritten!)»

Schlafstörungen

Richard, Manager: «In Zusammenhang mit Stress leide ich unter heftigen Albträumen, die es verhindern, dass ich ausreichend Schlaf bekomme. Die erste Nacht, als ich die Matte ausprobierte, blieb ich ungefähr 20 Minuten darauf liegen. Meine Haut war ungefähr zehn Minuten lang hinterher feuerheiß. Dann fühlte ich mich wunderbar entspannt. Ich schlief diese Nacht durch, zum ersten Mal (ohne Medikamente) seit fast einem Jahr.»

Arthritis im Hüftgelenk

Otmar, Tänzer: «Ich schlafe länger und tiefer und mein arthritisches Hüftgelenk ist geheilt. Ich habe weniger Spannungen, Schmerzen und Müdigkeit tagsüber.»

Entspannung

Walter, Autoverkäufer: «Ich fühle mich immer nach der Benutzung sehr entspannt. Jetzt benutze ich die Matte, wenn sich mein Körper mal nicht so ganz richtig in Ordnung fühlt.»

Schlaflosigkeit, Probleme mit der Kniesehne

Jens, Tänzer: «Ich benutze die Matte gegen Probleme mit der Kniesehne und gegen Schlaflosigkeit. Sie ist gut gegen Schmerzen, Unpässlichkeiten, Kopfschmerz, zur Erhöhung der Energie und gegen Schlaflosigkeit...»

Besserer Schlaf

Peter, Manager in einem Geschäft für gesunde Ernährung: «Ich konnte nicht widerstehen, auf der Matte zu liegen…Nach neun Tagen wurde mir beim Zubettgehen klar, dass ich mich ungemütlich fühlte, solange ich nicht die Matte benutzt hatte. Ich hatte etwas bekommen, das tatsächlich meinen Schlaf verbesserte.»

Bessere Schlafqualität, Entspannung, Rückenschmerzen

Emilia D., 24, arbeitet in einer Bäckerei im historischen Zentrum von Stockholm. Sie berichtet, sie habe ihre Nagelmatte beinahe jeden Abend benutzt, seit sie sie vor sechs Monaten kaufte. «Zuerst war es schon ein wenig schmerzhaft, aber jetzt habe ich mich daran gewöhnt,» erklärt sie.

Freunde, die die Matte benutzen, um Rückenschmerzen zu bessern, haben ihr davon erzählt. Sie sagt: «Ich fühle mich sehr entspannt. Ich konnte sofort einschlafen.»[55]

Tiefenenentspannung

Gitte M.: «Man kann sagen, dass ich ein Leben vor und ein Leben nach der Shaktimatte hatte. Sie ist mittlerweile ein wichtiger Bestandteil meiner Entspannung geworden. Seit Jahren übe ich mich in Meditation und Tiefenentspannung, um im Modus entspannter Besonnenheit Zusammenhänge klarer erkennen zu können und meinen inneren Frieden zu stärken. Mit der Shakti-Matte geht es wesentlich schneller und leichter! Auch bei Anspannungen im Rücken konnte mir die Shakti-Matte des Öfteren helfen – bis hin zur gänzlichen Auflösung der Beschwerden. Ich kann sie nur jedem wärmstens weiterempfehlen.»[56]

Kopfschmerzen

Mark O., 16 Jahre: «Ich hatte seit zwei Jahren fast täglich Kopfschmerzen, bis ein Freund mir die Shaktimatte empfahl. Ich war zwar erst einmal sehr skeptisch, weil er verlangte, mich mit nacktem Oberkörper auf Tausende von Spitzen zu legen. Doch dann war ich positiv überrascht von der faszinierenden Wirkung. Anfangs hatten die Spitzen doch sehr gepiekt, doch dann wandelte sich das Stechen in Wärme, Wohlgefühl und Entspannung um. Seitdem benutze ich die Shaktimatte täglich, und meine Kopfschmerzen sind zu 95 % verschwunden. Ich kann die Shaktimatte auf jeden Fall weiterempfehlen.»

Verspannungen

Daniyel C., FC Erzgebirge in A.: «Als ich nach einem letzten Punktspiel Verspannungen hatte, hab ich mich, wie von dir angeraten, 15 Minuten auf diese Matte gelegt. Die ersten Augenblicke waren sehr unangenehm, da sich die Nadeln schon recht tief in die Haut drückten. Nach zwei bis drei Minuten war dieser Schmerz vorbei, und es breitete sich ein angenehmes wärmendes Gefühl über meinen gesamten Rücken aus. Als ich nach 15 Minuten wieder aufstand, verspürte ich enorme Hitze über meinem Rücken. Die Hautfläche war total rot und ich hatte überhaupt keine Verspannungen mehr. Ich konnte wieder Bewegungen machen, die ich davor nicht machen konnte.»

Bessere Stimmung, Wohlgefühl

Caroline F.: «Die Shaktimatte ist das Beste, was mir geschehen ist. Der beste Kauf überhaupt und ganz fantastisch. Ich habe die Matte erst seit zwei Wochen und fühle mich schon viel fröhlicher und wohler im dunklen Herbst. Alle meine Freunde und Bekannten, die meine Matte ausprobiert haben, sind begeistert und möchten eine eigene haben…»

Entspannungs- und Meditationshilfe

Marie L., Physiotherapeutin: «Ich arbeite seit vielen Jahren als Physiotherapeutin und als Leiterin für Entspannungs- und Meditationsgruppen. Als ich das erste Mal mit einer Shaktimatte in Kontakt kam, hat sie mir gleich gefallen. Ich kaufte einige weitere Matten und stellte diese meinen Kursteilnehmern für Testzwecke zur Verfügung. Nach zweimaligem Probeliegen kauften 75% eine eigene Nagelmatte, und so ist es weitergelaufen…»

Hilfe bei Yoga-Übungen

Göran B., Institut für medizinisches Yoga: «Ich habe die Shaktimatte seit Januar 2008 genutzt und habe seitdem im Prinzip jeden Tag auf ihr gelegen, gestanden oder gesessen. Ich trainiere seit 15 Jahren Kundalini-Yoga.

Ich kann nur sagen, dass die Shaktimatte mich zu einem höheren Niveau gebracht hat, seitdem ich sie bei meinem Morgenübungen verwende. Ich benutze die Shaktimatte für das ‹grosse Ausruhen›, und dies hat meinem Yoga zu neuen Dimensionen verholfen. Mir geht es fantastisch.»

Entspannung

Maret M., 80 Jahre, Yogalehrer: «Ich denke an die Nagelmatten von früher. Sie wurden damals benutzt und haben geholfen, warum also nicht auch heute? Seit acht Monaten habe ich eine Shaktimatte. Sie zu benutzen ist zu einer angenehmen Abendroutine geworden, bevor ich das Licht ausmache. Die Plastiknägel fühlen sich unterschiedlich scharf an und indizieren den Grad von Stress des vergangenen Tages. Nach einigen Minuten empfindet der Körper eine angenehme Wärme. Oft passiert es, dass ich auf der Matte einschlafe und werde dann nach 30-60 Minuten wach. Wenn ich verreise, habe ich immer meine Shaktimatte mit.»

Entspannter Schlaf, Hexenschuss, Schulstress

Monica H.-S., Apothekerin: «Die Shaktimatte verhilft mir zu einem guten, entspannten Schlaf, wenn ich einen Hexenschuss bekomme. Um mit den Spitzen ordentlich in die Nackenpartie zu kommen, rolle ich ein Handtuch zusammen und lege es unter den oberen Teil der Matte. Im übrigen empfinde ich die Matte als sehr angenehm und sie ‚macht süchtig'. Mein Sohn, 18 Jahre alt, steht vor dem Abitur. Er liegt jeden Tag nach der Schule auf meiner Matte, um dem Schulstress zu begegnen.»

Rücken- und Kopfschmerzen, Schlafstörungen

Werner S., Handwerker: «Seit ich einfach regelmäßig auf der Matte liege, sind meine Rücken- und Kopfschmerzen verschwunden.» Werner S. hatte einen schweren Autounfall erlitten und konnte seitdem nachts nicht mehr durchschlafen. Keine Therapie hatte bei ihm angeschlagen. Auch Akupunkteur und Chiropraktiker konnten ihm nicht helfen. «Das Liegen auf der Matte kann in den ersten zwei, drei Minuten etwas gewöhnungsbedürftig sein, doch dann folgt die totale Entspannung – es ist ein Gefühl, als ob man auf einem warmen Sandstrand liegt», sagt Werner S., der inzwischen völlig schmerzfrei lebt.[57]

Rückenschmerzen

Nadine schreibt im Internet: «Hallo ihr Lieben, nun habe ich zugeschlagen. Nach zwei Wochen mit Suche nach Information habe ich nun das gute Stück geliefert bekommen. Ein Freund hat mich bei sich Probeliegen lassen, und ich war überzeugt, die Matte musste ich über einen längeren Zeitraum ausprobieren. Knapp 50 € für mein ganz persönliches Abenteuer fand ich angemessen, denn meine Erwartungen waren groß. Und nach zwei Tagen hat sich die Investition schon voll und ganz gelohnt...meine ewigen Rückenschmerzen sind verschwunden! Meine Kinder freuen sich auch, denn nichts ist im Moment spannender, als sich auf die Piekser zu legen und zu entspannen. Ich lege mich abends für 20–40 min. drauf, kann danach sehr gut schlafen, und ja, was soll ich sagen, ich stehe entspannt auf und habe mehr Energie. Warum bin ich nicht schon früher darauf gekommen?...»

Rückenbeschwerden, Schlafstörungen

T. im Internet: «... jetzt habe ich die Nagelmatte knapp eine Woche ausprobiert, und ich bin sehr positiv überrascht. Es war erst einmal eine Überwindung, sich auf die kleinen Stacheln zu legen, nach kurzer Zeit ging das anfängliche Sticheln dann in ein Wärmegefühl über. Ich habe von 10 Minuten auf bis zu fast 30 Minuten auf der Shaktimatte gelegen und bin fast eingeschlafen. Und das war das Schönste: Hatte ich abends die Nagelmatte benutzt, schlief ich die ganze Nacht durch. Das passiert nicht so oft bei mir. Mit meinen langen Rückenmuskeln habe ich auch ständig zu tun, und ob nun durch die kontrollierte Atmung oder die Nägel mit besserer Durchblutung, die Muskelverspannungen sind weg.

Ich habe einmal in anderen Foren gestöbert, und man hört nur Positives. Nun habe ich auch meiner Schwester eine Matte empfohlen, mal sehen, ob Sie mir beistimmt. Die Yogaschule verkauft anscheinend ganz gut, lustig mit neuen Sachen. Hätte mir vor Kurzem jemand erzählt, dass ich regelmässig auf einer Nagelmatte liegen würde ... ich hätte bestimmt gelacht.»

Antistress-Programm mit der Matte

N.: «Da auch ich seit Weihnachten eine Yantramatte habe, möchte ich euch von meinen Erfahrungen berichten. (...) Allerdings hat sie ihren

Platz schon fest im Wohnzimmer eingenommen, wo sie abwechselnd von meinem Mann und mir genutzt wird. Denn inzwischen hat auch er schon Gefallen gefunden.

Als ich die Plastikrosetten meiner Yantramatte das erste Mal angefasst habe, war ich dann doch skeptisch, da sie ganz schön pieksen. Aber von Neugierde gepackt, habe ich mich langsam rangetastet.

(...) Die Intensität kann man individuell steuern, indem man sich entweder direkt mit der Haut auf die Matte legt, mit einem dünnen T-Shirt oder auch dicker, so wie es sich am besten anfühlt. Ich lege mich am liebsten direkt auf die Plastikrosetten.

Ich kann die Yantramatte nur jedem empfehlen, der öfter Probleme mit Kopf-, Nacken oder Rückenschmerzen hat.»

Sich wie ein Fakir fühlen...

Unter dieser Überschrift berichtet S. am 15. Februar 2010 über ihre Erfahrung mit der Yantramatte:

«Neulich war ich auf einem Mädelsabend eingeladen: Vier Frauen, schön mit Prosecco, Süßkram und Knabberzeug. Auf dem Wohnzimmerfußboden meiner Freundin Nina – der Gastgeberin – fiel mir irgendwann eine grüne Matte ins Auge. Das Interessante daran: Sie war über und über mit Plastiknägeln übersät – Autsch!

Als Nina meine fragenden Blicke bemerkte, grinste sie nur und erklärte stolz: «Das ist meine Yantramatte, die musst du unbedingt ausprobieren! Wenn man sich da mit nacktem Oberkörper drauflegt, fühlt man sich danach wie neu geboren.» Wir dachten zuerst, sie mache einen Scherz und lachten herzlich. Sie meinte das aber tatsächlich ernst und ließ sich unter dem Gegacker der restlichen drei zu einer Demonstration überreden. Sie zog sich also ihr T-Shirt aus und setzte sich mit dem Po an den unteren Rand der Matte – und rollte sich dann langsam und gleichmäßig auf der Nagelmatte ab, bis sie mit dem gesamten Rücken darauf lag.

Ihr entspannter Gesichtsausdruck überraschte den Rest von uns doch sehr... Als ich die Plastikrosetten der Yantramatte das erste Mal angefasst habe, war ich mehr als skeptisch – die Dinger pieksen ganz schön und hinterlassen ein Kribbeln in den Fingerspitzen. Aber von Neugierde gepackt, haben wir den gebündelten weiblichen Mut zusammen genommen und uns nacheinander alle langsam rangetastet… Anfangs war es ein sehr komisches Gefühl, auf der Matte zu liegen. Man muss das Gleichgewicht verteilen, damit es nicht an bestimmten Punkten mehr piekt als an anderen.

Hat man dann aber eine ausgeglichene Liegeposition gefunden, fühlt es sich überraschend angenehm an. Was ich anfangs als Schmerz empfunden hatte, wurde von einer wohligen Wärme abgelöst, die sich angenehm über meinem gesamten Rücken ausbreitete. (…)

Zu meinem 40. Geburtstag habe ich von Nina nun aber meine eigene Yantramatte in der Farbe purpur geschenkt bekommen. Super! Auch wenn mir die Begründung nicht sonderlich gefiel: ‹Wenn dich die 40 mal stresst, leg dich einfach auf die Matte!› Die Yantramatte hat ihren Platz schon fest in unserem Wohnzimmer eingenommen, wo sie abwechselnd von mir und meinen beiden Kindern genutzt wird. Die haben inzwischen auch schon Gefallen daran gefunden, auch wenn das eher Mutproben sind… (Wer traut sich barfuß über die Matte…?)

Ich selbst nutze sie inzwischen fast täglich als Antistress-Programm. Denn das nenn ich Entspannung der einfachen Art: drauflegen und relaxen.

Von den vielen Möglichkeiten (Rücken, Bauch, Kiefer, Gesäß,…), die man mit der Yantramatte hat, habe ich eine Lieblingsposition: Wenn ich in meinen Schultern eine Verspannung spüre, sich Kopfschmerzen oder Nackenschmerzen ankündigen, dann lege ich mich gleich für 15 Minuten oder länger auf mein ‹modernes Nagelbett› und fühle mich danach herrlich entspannt und erfrischt…»[58]

A. schreibt im Internet:

«… also wir haben auch 'ne Yantramatte, und ich muss sagen, am Anfang war das auch recht heftig, habe mich nur mit T-Shirt drauf gelegt. Aber mit der Zeit wurde das immer besser. Jetzt liege ich ohne T-Shirt drauf und finde es himmlisch, bin auch schon drauf eingeschlafen; das Einzige: Das Aufstehen ist ein bisschen schmerzhaft. Aber mittlerweile möchte ich sie nicht mehr missen. Mein Mann liegt auch öfters drauf, und sogar meine Kinder lagen schon drauf und fanden es sehr entspannend…»

Noch einmal A.: «…Hallo, ich bin's noch mal, als ich vorhin so über die Yantramatte geschrieben habe, habe ich ziemlich Lust bekommen, mich drauf zu legen, also schnell den PC ausgeschaltet und die Yantramatte geschnappt.

Okay, die erste Minute ist es wirklich etwas picksig, aber dann fing mein ganzer Rücken zu pulsieren und kribbeln an, und es breitete sich 'ne angenehme Wärme über meinen Rücken aus,… himmlisch, so kann ich sehr schön entspannen… Manchmal schlafe ich auch drauf ein. Nach 'ner halbe Stunde stehe ich dann wieder auf. Das ist ein bisschen schmerzhaft, geht aber gleich wieder weg.

Und jetzt sitze ich hier, und mein Rücken kribbelt immer noch und ist schön warm, wirklich sehr entspannend. Ich kann es nur empfehlen. Wegen genau diesem Gefühl lege ich mich immer wieder auf die Yantramatte. Ähnlich wie nach dem Yoga fühlt man sich sooooo schön entspannt.»

Silkes Art, den Feierabend zu gestalten

«… Gestern abend, als ich um 10 Uhr den Feierabend einläutete, packte ich die Piekse-Matte aus und wagte es noch einmal… diesmal ohne Shirt.. ich legte mir die Matte auf die Couch, rollte gaaaaaanz langsam meinen Rücken darauf aus und deckte mich mit meiner Kuscheldecke zu..

Hm… also anfangs war es echt ganz schön unangenehm… Aber es stimmt,… mit der Zeit geht es… und ich empfand das Pieksen nicht ganz so schmerzhaft…

Es wurde richtig warm, kribbelig, und ich spürte richtig das Blut pulsieren… hatte das Gefühl, mein ganzer Oberkörper pulsierte mit jedem Herzschlag… ein seltsames Gefühl.

Nach ca. fünf Minuten musste ich dann aber doch wieder runter von der Matte… Es fing an richtig heftig zu pieksen und ganz heiß zu werden… mein ganzer Rücken war feuerrot und ich war unschlüssig, ob ich das jetzt gut finde oder nicht… Irgendwie fühlte ich mich entspannt… Aber irgendwie brannte mein Rücken auch ganz schön…

Werd' es wohl übers Wochenende noch ein paar mal testen, um mir darüber schlüssig zu werden.»

Entspannung

A. M. schreibt zum Einsatz der Matte: «Bei uns ist sie seit bald einem halben Jahr im Einsatz, und alle lieben sie. Die Kids laufen morgens drüber oder stellen sich drauf, ich nutze sie – um abends zu entspannen, und mein Mann verwendet sie morgens, um so richtig munter zu werden!

Ich kann sie auf jeden Fall empfehlen! Viel Spaß!»

Schlafstörungen, Frieren [59]

Irmtrud R., 71 Jahre: «Ich konnte schon seit Jahren nachts nicht mehr richtig schlafen. Eine Zeitlang habe ich Schlafmittel genommen, sie dann aber wieder abgesetzt, weil ich befüchtete, abhängig zu werden. Ich habe auch versucht, mit Baldrian und anderen Naturmitteln über die Runden zu kommen. Nichts hat so richtig geholfen.

Eine Freundin hat mir die Akupunkturmatte empfohlen. Ich liege jeden Abend ungefähr eine halbe Stunde lang darauf. Seitdem schlafe ich wunderbar und fühle mich wie neugeboren! Auch friere ich am Tage nicht mehr so wie bisher.»

Kalte Füße, Kreislaufstörungen

Karin O., 42 Jahre: «Abends beim Fernsehen stelle ich immer meine Füße auf die Stachelmatte. Seitdem habe ich keine kalten Füße mehr, und meine Kreislaufstörungen, unter denen ich seit vielen Jahren litt, sind auch verschwunden.»

Depressive Verstimmungen, Heißhunger auf Schokolade

Marita S., 55 Jahre: «Ich benutze die Matte jetzt seit zwei Monaten. Ich fühle mich sehr frisch und gut gelaunt. Meine depressiven Verstimmungen, unter denen ich seit Jahren immer wieder von Zeit zu Zeit gelitten habe, besonders in den Wintermonaten, sind völlig verschwunden. Die Matte möchte ich nicht mehr missen. Sie tut mir einfach unglaublich gut. Ganz nebenbei ist mein Heißhunger auf Schokolade verschwunden. Ich denke, so werde ich auf längere Sicht auch mein Gewicht reduzieren können.»

Mehr Energie und Frische

Wolfgang B., 67 Jahre: «Die Matte ist unglaublich! Ich fühle mich um Jahrzehnte verjüngt. So viel Energie und Frische habe ich seit langem nicht mehr gespürt. Die Gartenarbeit geht mir leicht von der Hand, und ich ermüde längst nicht mehr so schnell.»

Schwere Beine, Krampfadern

Inge K., 45: «In meinem Beruf als Textilverkäuferin muss ich viel stehen. Abends schmerzen meine Beine, die ich dann meist hoch lege. Seit ich die Akupressurmatte habe, lege ich beim Fernsehen meine Beine meist auf die Matte. Das entspannt mich sehr, und meine Beine kribbeln wohlig warm. Sie schmerzen sehr viel weniger als bisher.»

Die wichtigsten Fragen auf einen Blick

Wie viele Akupressurspitzen hat die Matte?

Die einzelnen Fabrikate sind unterschiedlich gebaut. Meist verfügen sie in ihrer normalen Größe (N) über etwa 8 820 Akupressurspitzen. Bei der Größe L sind es ca. 11 550 Spitzen. Die Matte ist meist aus 210 (N) bzw. 275 (L) Rosetten aufgebaut. Jede Rosette besteht aus 42 Spitzen. Alle Blattspitzen sind gleich beschaffen. Jede von ihnen ist gleich spitz und damit gleich wirksam.

Wer kann die Akupressurmatte verwenden?

Grundsätzlich kann jeder die Akupressurmatte benutzen! Fragen Sie aber bei vorliegenden medizinischen Diagnosen oder anderen gesundheitlichen Bedenken vor der Benutzung Ihren Arzt.

Welche Größe ist die richtige?

Die Größe M passt im Allgemeinen. Doch es gibt Ausnahmen: Wenn Sie größer als 170 cm sind und gleichzeitig mit dem Lendenwirbelbereich und dem Nackenwirbelbereich auf der Matte liegen möchten, sollten Sie sich für die Größe L entscheiden.

Wie groß sind die Matten?

Die Matte in normaler Größe (N) ist ca. 75 x 44 cm groß, die große L-Matte misst etwa 80 x 51 cm.

Gibt es eine spezielle Matte für Menschen mit breitem Rücken?

Da die Matte in zwei verschiedenen Größen (N und L) erhältlich ist, lässt sie sich optimal auf den persönlichen Bedarf abstimmen. Mit der Größe der Matte steigt meist die Zahl ihrer Spitzen. Es ist jedoch nicht unbedingt so, dass jemand, der groß ist, auch eine große Matte haben muss. Auch die normale Größe (N) kann bei einem breiten Rücken verwendet werden. Die größere Größe (L) behandelt eben nur einen größeren Bereich des Körpers. Viele möchten die Akupressurmatte gern in einem großen Bereich verwenden, z.B. auf dem Rücken und dem Gesäß gleichzeitig. Dafür eignet sich die größere Matte (L) besser.

Eignet sich die Matte auch für Kinder?

Für Kinder hat die Matte genauso günstige Wirkungen wie für Erwachsene. Sie eignet sich besonders zur Entspannung vor dem Schlafengehen. Legen Sie bei Bedarf Stoff unter, da Kinder oft empfindlichere Haut haben. Die Matte ist aber kein Spielzeug. Sie sollte deshalb nur unter Aufsicht von Erwachsenen verwendet werden.

Wie pflegt man die Akupressurmatte?

Wenn Sie die Matte waschen wollen, ziehen Sie am besten den Baumwollüberzug mit den Nadelrosetten ab. Mischen Sie etwas Waschmittel in lauwarmes Wasser und waschen Sie den Überzug von Hand. Spülen Sie mehrmals sorgfältig und lassen ihn bei Zimmertemperatur abtropfen oder noch besser an der frischen Luft trocknen. Legen Sie die Matte auf keinen Fall in die Waschmaschine oder in den Trockner, da an der Matte und an der Maschine Schäden entstehen können.

Kann die Matte Schäden auf der Haut verursachen?

Wenn man auf der Akupressurmatte gelegen hat, entstehen auf der Haut zunächst kleine Abdrücke. Sie verschwinden meist schnell von selbst wieder.

Kann ich die Akupressurmatte auch an anderen Körperteilen als am Rücken verwenden?
Besonders empfohlen wird meist die Anwendung am Rücken. Denn der Rücken ist der größte zusammenhängende Anwendungsbereich des Körpers. Die Matte kann von hier aus ihre günstigen Wirkungen auf den gesamten Körper entfalten. Doch ebenso kann die spezielle Behandlung des Nacken-Schulterbereichs oder der Beine empfehlenswert sein. Bei der Behandlung des Nacken-Schulterbereichs sollte man ein Kissen unterlegen.

Kann man die Matte verwenden, wenn man Akne oder Narben auf dem Rücken hat?
Die Akupressurmatte lässt sich auch dann einsetzen, wenn jemand Akne oder Narben auf dem Rücken hat. Nur bei offener Akne oder bei Wunden, die noch nicht verheilt sind, sollte die Matte nicht eingesetzt werden, da sie die Wunden verschlimmern kann.

Eignet sich die Matte für Menschen mit Übergewicht?
Die Benutzung ist für Menschen mit Übergewicht problemlos möglich. Die Anwendung der Matte darf zwar etwas weh tun, doch sie sollte nicht schmerzhaft, sondern angenehm sein. Man kann den gewünschten Druck der Matte selbst regulieren, indem man ein dünneres T-Shirt oder ein Betttuch unterlegt.

Darf man länger als 40 Minuten auf der Akupressurmatte liegen?
Bisher sind keine negativen Folgen einer längeren Benutzung der Matte bekannt. Der einzige Nachteil könnte sein, dass man stärkere Abdrücke auf dem Rücken bekommt, aber sie verschwinden bald von selbst wieder. Viele schlafen auf der Matte ein, werden dann irgendwann in der Nacht wach und legen die Matte beiseite.

Kann man die Akupressurmatte verwenden, wenn man unter Herzerkrankungen oder zu niedrigem Blutdruck leidet?
Grundsätzlich bestehen keine Bedenken. Niedriger Blutdruck stabilisiert sich oft durch die Anwendung der Matte. Auf jeden Fall sollten Sie aber vorher mit Ihrem Arzt darüber sprechen.

Kann man die Matte bei rheumatischen Erkrankungen verwenden?
Auch bei rheumatischen, wie bei so vielen anderen Erkrankungen, lassen sich mit der Matte gute Wirkungen erzielen. Sprechen Sie vorher mit Ihrem Arzt darüber.

Lässt sich die Akupressurmatte auch dann verwenden, wenn man infizierte Wunden am Rücken hat?
Bei offenen Wunden am Rücken, ob infiziert oder nicht, sollte man auf eine Anwendung der Matte verzichten.

Kann man die Matte bei bestehender Schwangerschaft verwenden?
Im Falle einer Schwangerschaft ist es ratsam, die Matte eher nicht zu verwenden.[60]

Anmerkungen

1. Tagliabue 2009
2. http://www.sein.de/archiv/2010/februar-2010/heilung-auf-dem-nagelbett.html abgefragt am 25.11.2012)
3. Tagliabue 2009
4. Tagliabue 2009
5. Zilberter 2010
6. Brekhman 1957; Harnisch 2010, 89 f.
7. Hohmann et. al. 2012
8. Andersson 1999; Cassidy et. al.1998; Côté et. al. 1998; Fejer R et. al. 2006; Hillman et. al. 1996; Makela et. al. 1991; Schochat et. al. 1998
9. Gou et. al. 1999; Katz et. al. 2006
10. Borghouts et. al. 1996
11. Quelle für alle drei hier wiedergegebenen Anwendungsbeispiele: http://www.shaktisuisse.ch/Shaktimatte-Kundenkommentare, abgerufen am 21.11.2012
12. http://www.youtube.com/watch?v=wBnKhIbY-ko abgerufen am 25.11.2012)
13. Zilberter 2010, 25
14. Zilberter 2010, 30
15. Zilberter 2010, 31
16. Zilberter 2010, 7
17. Zilberter 2010, 21 f.
18. Zilberter 2010, 12
19. Zilberter 2010, 13
20. Zilberter 2010, 12, 13
21. Die Zahlen beruhen auf einerVeröffentlichung des BKK-Bundesverbands, zit. n. Westfälische Nachrichten vom 28.01.2013
22. Zilberter 2010, 11
23. http://www.shaktisuisse.ch/Shaktimat-Testimonials, abgerufen am 22.11.2012
24. Brenke 1998
25. Brenke 1998
26. Brenke 1998
27. Brenke 1998
28. Zit. n. Pohl 2009
29. http://www.sila-frauengruppe.de/akupressur/, abgefragt am 22.11.2012
30. http://www.drogenlexikon.de/html/endorphine.html, abgerufen am 27.10.2012
31. Guez et. al. 2003; Johannes et. al. 2010; Gou et. al. 1999
32. http://de.wikipedia.org/wiki/Endorphine, abgerufen am 3.11.2012
33. Katz 2006; Borghouts et. al. 1999; Schaible 2009
34. Boden et. al. 1990
35. Heinrichs et. al., Neuron, Bd.58, S. 639, 2008, zit. nach http://www.sueddeutsche.de/wissen/wunderstoff-oxytocin-botenstoff-der-liebe-1.578415-3, abgerufen am 27.10.2012

36. Chang 2009, 57-60
37. Andersson 1999
38. http://www.massage-expert.de/portal/massage-lexikon/headsche-zonen/, abgerufen am 22.11.2012
39. Harnisch 2000
40. Hohmann et. al. 2012
41. Der Originaltitel der Untersuchung lautet: Treatment with spikemat for suffer of muscle tension pain. Quelle: http://www.mysa-mat.de/info/mysa-forschungen/, abgerufen am 12.12.2012
42. Zit. n. Zilberter 2010, 38-39
43. John Tabliabue: Ein Bett, bei dem es nicht auf Komfort ankommt, in: The New York Times vom 24.11.2009 http://www.nytimes.com/2009/11/25/world/europe/25stockholm.html?_r=0, abgerufen am 8.11.2012
44. Rolf Ehlers: Meine Wandlung zum Fakir, http://aminas.de/de/informationen/aminas-vitalkost-info/I.-Zur-synthese-von-serotonin/8.-das-mechtige-verdauungssignal-aus-dem-denndarm.html, vom 26.02.2010, abgerufen am 21.11.2012
45. Quelle: kettwig_dobos_rucken.pdf…, abgerufen am 6.11.2012
46. Hohmann et. al. 2012
47. Sörensen 2009
48. Sörensen 2009
49. Pohl 2009
50. Pohl 2009
51. http://www.vital.de/artikel/akupressur-yantramatte, abgerufen am 23.10.2012
52. Die vollen Namen zu fast allen hier wiedergegebenen Anwendungsbeispielen sind dem Autor bekannt. Aus Datenschutzgründen werden sie hier nur verkürzt bzw. verschlüsselt wiedergegeben.
53. http://www.sila-frauengruppe.de/akupressur/abgefragt am 8.12.2012; s. auch Pohl 2009
54. Quelle für dieses und die folgenden Beispiele: Zilberter 2010, 29, 32, 34-37
55. Tabliabue 2009, http://www.nytimes.com/2009/11/25/world/europe/25stockholm.html?_r=0, abgerufen am 8.11.2012
56. Quelle für diesen und die folgenden Berichte: http://www.shaktisuisse.ch/Shaktimat-Testimonials, abgerufen am 22.11.2012
57. http://www.sein.de/archiv/2010/februar-2010/heilung-auf-dem-nagelbett.html, abgerufen am 26.11.2012
58. http://de.fitness.com/articles/1563/meine_erfahrung_mit_der_yantramatte.php, abgerufen am 12.12.2012
59. Dieses und die folgenden Beispiele stammen aus einer 2012 durchgeführten Testreihe des «*Arbeitskreis: gesund leben*» in Warendorf
60. http://www.yantra-matte.de/faq.htm, abgerufen am 25.11.2012

Literatur

Andersson GBJ. Epidemiological features of chronic low-back pain. The Lancet. 1999; 354(9178): 581–585.

Boden SD, Davis DO, Dina TS, Patronas NJ, Wiesel SW. Abnormal magnetic-resonance scans of the lumbar spine in asymptomatic subjects. A prospective investigation. Journal of Bone and Joint Surgery A. 1990; 72(3): 403–408.

Boden SD, McCowin PR, Davis DO, Dina TS, Mark AS, Wiesel S. Abnormal magnetic-resonance scans of the cervical spine in asymptomatic subjects. A prospective investigation. Journal of Bone and Joint Surgery A. 1990; 72 (8): 1178–1184.

Borghouts JAJ, Koes BW, Bouter LM. The clinical course and prognostic factors of non-specific neck pain: a systematic review. Pain. 1998; 77(1): 1–13. [PubMed]

Borghouts JAJ, Koes BW, Vondeling HV, Bouter LM. Cost-of-illness of neck pain in The Netherlands in 1996. Pain. 1999; 80 (3): 629–636. [PubMed]

Brenke, Rainer. Therapie mit unspezifischen mechanischen Reizen – dargestellt am Beispiel einer Nadelreizmatte, (1998), zit. n.http://www.akumat.de/wirkungsweise.htm, abgerufen am 29.11.2012.

Cassidy JD, Carroll LJ, Côté P. The Saskatchewan health and back pain survey: the prevalence of low back pain and related disability in Saskatchewan adults. Spine. 1998; 23 (17): 1860–1866. [PubMed]

Chang, David. Das große Buch der Massagetechniken, München 2009, S. 57–60.

Côté P, Cassidy JD, Carroll L. The Saskatchewan health and back pain survey: the prevalence of neck pain and related disability in Saskatchewan adults. Spine. 1998; 23 (15): 1689–1698. [PubMed]

Ehlers, Rolf: Meine Wandlung zum Fakir, http://aminas.de/de/informationen/aminas-vitalkost-info/I.-Zur-synthese-von-serotonin/8.-das-mechtige-verdauungssignal-aus-dem-denndarm.html, vom 26.02.2010, abgerufen am 21.11.2012.

Fejer R, Kyvik KO, Hartvigsen J. The prevalence of neck pain in the world population: a systematic critical review of the literature. European Spine Journal. 2006; 15 (6): 834–848. [PMC free article] [PubMed]

Gou HR, Tanaka S, Halperin WE, Cameron LL. Back pain prevalence in

US industry and estimates of lost workdays. American Journal of Public Health. 1999; 89 (7): 1029–1035. [PMC free article] [PubMed]

Guez M, Hildingsson C, Stegmayr B, Toolanen G. Chronic neck pain of traumatic and non-traumatic origin: a population-based study. Acta Orthopaedica Scandinavica. 2003; 74 (5): 576–579. [PubMed]

Harnisch, Günter. Chinesische Heilmittel für ein langes Leben. Ling Zhi Pilz, Jiaogulan, Ginseng, Schiedlberg/Austria 2010.

Harnisch, Günter. Die Entgiftungsmassage mit Honig. Altes russisches Heilwissen neu entdeckt – leicht anzuwenden, Bietigheim 2000.

Harnisch, Günter. Elektroakupunktur für den Hausgebrauch und für die therapeutische Praxis, Bietigheim 2001.

Hillman M, Wright A, Rajaratnam G, Tennant A, Chamberlain MA. Prevalence of low back pain in the community: implications for service provision in Bradford, UK. Journal of Epidemiology and Community Health. 1996; 50 (3): 347–352. [PMC free article][PubMed] http://www.nytimes.com/2009/11/25/world/europe/25stockholm.html., abgerufen am 12.12.2012.

Hohmann, Claudia/ Ullrich, Isabella/ Lauche, Romy/ Choi, Kyung-Eun/ Lüdtke Rainer/ Rolke, Roman/ Cramer, Holger/ Saha, Felix Joyonto/ Rampp, Thomas/ Michalsen, Andreas/ Langhorst, Jost/ Dobos, Gustav/ Musial, Frauke. The Benefit of a Mechanical Needle Stimulation Pad in Patients with Chronic Neck and Lower Back Pain: Two Randomized Controlled Pilot Studies, in: Evid. Based Complement. Alternat. Med. 2012: 753583.

http://www.fitforfun.de/beauty-wellness/gesundheit/ausprobiert-yantramatte-entspannung-auf-den-punkt-gebracht-_aid_8790.html.

http://www.ugb.de/fussreflexzonen/fussreflexzonen-massage-technik/, abgerufen am 16.12.2012.

Jänig W. Neurobiologische Grundlagen von Reflextherapien in der Naturheilkunde. In: Bühring M, Kremer FH, editors. Naturheilverfahren und Konventionelle Richtungen. 2nd edition. Berlin, Germany: Springer; 2005. pp. 1–104. sektion 1.06.

Johannes CB, Le TK, Zhou X, Johnston JA, Dworkin RH. The prevalence of chronic pain in United States adults: results of an internet-based survey. Journal of Pain. 2010; 11 (11): 1230–1239. [PubMed]

Katz JN. Lumbar disc disorders and low-back pain: socioeconomic factors and consequences. Journal of Bone and Joint Surgery A. 2006; 88 (supplement 2): 21–24.

Lauche R, Cramer H, Hohmann C, et al. The effect of traditional cupping on pain and mechanical thresholds in patients with chronic nonspecific neck pain—a randomised controlled pilot study. Evidence-Based Complementary and Alternative Medicine. 2012; 2012429718.

Makela M, Heliovaara M, Sievers K, Impivaara O, Knekt P, Aromaa A. Prevalence, determinants, and consequences of chronic neck pain in Finland. American Journal of Epidemiology. 1991; 134 (11): 1356–1367. [PubMed]

Olsson EMG, von Schéele B. Relaxing on a bed of nails: an exploratory study of the effects on the autonomic, cardiovascular, and respiratory systems, and saliva cortisol. Journal of Alternative and Complementary Medicine. 2011; 17(1): 5–12.

Pohl, Jenny. Akupressur mit der Yantramatte, Paracelsus Magazin, Heft 2/2009
http://www.paracelsus-magazin.de/alle-ausgaben/2-heft-022009/31-akupressur-mit-der-yantramatte.html, abgerufen am 2.12.2012.

Punin, V.N. Summaries of reports on clinical testing of Kuznetzov's «Applicator.» personal communication, Moscow, Russia, 1991. Courtesy of Private Clinic «TERAPEVT».

Roman, J., Mechanical Skin Stimulation for Self-help Reflexo-therapy, Healself Network), July 1997.

Schaible H-G. Basic mechanisms of deep somatic pain. In: McMahon SB, Koltzenburg M, editors. Wall and Melzack's Textbook of Pain. 5th edition. Amsterdam, The Netherlands: Elsevier Churchill Livingstone; 2009. pp. 621–633. chapter 7.

Schochat T, Jackel WH. Prevalence of low back pain in the population. Rehabilitation. 1998;37 (4): 216–223. [PubMed]

Sörensen, Anke. Entspannung auf den Punkt gebracht, Fit For Fun 2009.

Spurzem, Wolfgang. Fußreflexzonen – Massage macht den Körper fit. München 1997

Tagliabue J.: A Bed Where Comfort Is Not the Point. New York Times, November 24, 2009.

Tepper, R., Neri, A., Kaufman, H., Schoenfeld, A., Ovadia, J. Menopausal hot flushes and plasma beta-endorphin. Obst. Gynecol. 70 (2): 150–2, 1987.

Zilberter,T., Titov, S.A., Loukianova, L.L Cascade effects of regulatory peptides, Ed. Kamenski M.A., Moscow, VINITI, 1991.

Zilberter T., Roman J. Reflexo-therapy with mechanical skin stimulation: pilot study. Proceedings of the Symposium on Integrative Medicine; May, 1999; New York, NY, USA. Omega Institute.

Zilberter, T. Another theory for acupuncture is available. Alt. Ther. Health. Med., Apr. 1996.

Zilberter, T., Loukianova, L.L. Physiological properties of regulatory peptides, Ed. Kamenski M.A., Moscow, VINITY, 1989.

Zilberter, T., Reflexo-therapy. From Kuznetsov's Applicator to Shakti Mat, 2010.

Bildquellen:

Seite 14: Photo von Herbert George Ponting, Public Domain, via Wikimedia Commons, the free media repository

Seite 41: Henrie, Fotolia.com

Alle anderen: BACOPA Verlag